Klaus Wenda   Gebhard Ritter
(Hrsg.)

Neue Aspekte der Marknagelung

Akutversorgung von Wirbelsäulenverletzungen

Mainzer Symposium in Zusammenarbeit
mit der Arbeitsgemeinschaft für Osteosynthesefragen
am 7. und 8. Februar 1992

Springer-Verlag

Berlin Heidelberg New York
London Paris Tokyo
Hong Kong Barcelona
Budapest

Reihenherausgeber

Professor Dr. Leonhard Schweiberer
Direktor der Chirurgischen Universitätsklinik München Innenstadt
Nußbaumstraße 20, 80336 München
Bundesrepublik Deutschland

Professor Dr. Harald Tscherne
Medizinische Hochschule, Unfallchirurgische Klinik
Konstanty-Gutschow-Straße 8, 30625 Hannover
Bundesrepublik Deutschland

Bandherausgeber

PD Dr. Klaus Wenda
Professor Dr. Gebhard Ritter
Klinik und Poliklinik für Unfallchirurgie
Universitätsklinikum Mainz
Langenbeckstraße 1, 55131 Mainz
Bundesrepublik Deutschland

ISBN 3-540-57099-3 Springer-Verlag Berlin Heidelberg New York

Die Deutsche Bibliothek – CIP-Einheitsaufnahme
Neue Aspekte der Marknagelung, Akutversorgung von Wirbelsäulenverletzungen: Mainzer
Symposium in Zusammenarbeit mit der Arbeitsgemeinschaft für Osteosynthesefragen am 7. und 8.
Februar 1992. K. Wenda; G. Ritter (Hrsg.). - Berlin; Heidelberg; New York; London; Paris; Tokyo;
Hong Kong; Barcelona; Budapest: Springer, 1993
    (Hefte zur Zeitschrift „Der Unfallchirurg"; 233)
    ISBN 3-540-57099-3
NE: Wenda, Klaus [Hrsg.]; Arbeitsgemeinschaft für
    Osteosynthesefragen; Hefte zur Unfallheilkunde

Satz: Fa. Masson-Scheurer, 66459 Kirkel, Bundesrepublik Deutschland
24/3130 - 5 4 3 2 1 0 - Gedruckt auf säurefreiem Papier

Vorwort

Die Marknagelung gewinnt in den letzten Jahren – insbesondere durch die breite Anwendung der Verriegelung – immer mehr an Bedeutung und findet heute bei den Schaftfrakturen des Ober- und Unterschenkels zunehmend Verwendung. In diesem Heft sind die Beiträge eines Symposiums zusammengefaßt, das im Februar 1992 in Mainz stattfand und dessen erster Teil sich mit neuen Aspekten der Marknagelung befaßte. Schwerpunkt dieses Abschnittes waren die Berichte aus verschiedenen Kliniken über die Erfahrungen mit dem neuen ungebohrten Tibianagel. Es zeichnet sich ab, daß die Marknagelung mit diesem soliden, ohne Aufbohren zu implantierenden Marknagel ohne Totraum eine Indikationserweiterung hinsichtlich offener Frakturen und Frakturen mit Weichteilschaden erfährt, daß aber auch Besonderheiten wie die Eintrittsstelle, die Verriegelung mit dünneren Bolzen und die Dynamisierung zur Vermeidung von Bolzenbrüchen beachtet werden müssen. Aus 4 Kliniken mit der größten Erfahrung mit dem neuen Implantat wird über die jeweiligen Erkenntnisse berichtet. Darüber hinaus finden sich Beiträge über operationstechnische Verbesserungen und neue Entwicklungen.

Der zweite Teil der Tagung befaßte sich mit neuen Aspekten der Akutversorgung von Wirbelsäulenverletzungen – insbesondere mit der Problematik des sekundären Höhenverlustes nach Fixateur interne – und in einem gesonderten Abschnitt mit der Erkennung, der klinischen Relevanz und der Reposition von Hinterkantenfragmenten – einer Problematik, mit der aufgrund der zunehmenden Anwendung des Fixateur interne immer mehr Kollegen konfrontiert werden.

K. Wenda
G. Ritter

Inhaltsverzeichnis

II. Der unaufgebohrte Tibianagel (UTN)

III. Neuentwicklung von Implantaten und Operationstechnik

IV. Neue Aspekte der unfallchirurgischen Akutversorgung von Wirbelsäulenverletzungen

V. Zum Problem der Reposition der Hinterkantenfragmente

Mitarbeiterverzeichnis

Arand, M., Dr. med., Abteilung für Unfallchirurgie,
Hand-, Plastische- und Wiederherstellungschirurgie, Universitätsklinikum Ulm,
Steinhövelstr. 9, 89075 Ulm, Bundesrepublik Deutschland

Baumgart R., Dr. med., Chirurgische Universitätsklinik München Innenstadt,
Nußbaumstr. 20, 80336 München, Bundesrepublik Deutschland

Berger, D., PD Dr. med., Abteilung für Allgemeinchirurgie,
Universitätsklinikum Ulm,
Steinhövelstr. 9, 89075 Ulm, Bundesrepublik Deutschland

Betz, A., PD Dr. med., Chirurgische Universitätsklinik München Innenstadt,
Nußbaumstr. 20, 80336, München, Bundesrepublik Deutschland

Börner, M., PD Dr. med., Berufsgenossenschaftliche Unfallklinik,
Friedberger Landstr. 430, 60389 Frankfurt, Bundesrepublik Deutschland

Bombelli, M., Dr. med, Abteilung für Unfallchirurgie,
Hand-, Plastische- und Wiederherstellungschirurgie, Universitätsklinikum Ulm,
Steinhövelstr. 9, 89075 Ulm, Bundesrepublik Deutschland

Brückner, U., Prof. Dr. med., Abteilung für Allgemeinchirurgie,
Universitätsklinikum Ulm, Steinhövelstr. 9, 89075 Ulm, Bundesrepublik Deutschland

Daniaux, H., Univ. Doz. Dr. med., Universitätsklinik für Unfallchirurgie Innsbruck,
Anichstr. 35, A-6020 Innsbruck

Degreif, J., Dr. med., Klinik und Poliklinik für Unfallchirurgie,
Universitätsklinikum Mainz, Langenbeckstr. 1, 55131 Mainz,
Bundesrepublik Deutschland

Feil, J., Dr. med., Klinik für Unfallchirurgie und Orthopädie, Städtisches Klinikum,
Pacelliallee 4, 36013 Fulda, Bundesrepublik Deutschland

Fleischmann, W., Dr. med., Abteilung für Unfallchirurgie,
Hand-, Plastische- und Wiederherstellungschirurgie, Universitätsklinikum Ulm,
Steinhövelstr. 9, 89075 Ulm, Bundesrepublik Deutschland

Genelin, A., Dr. med., Universitätsklinik für Unfallchirurgie Innsbruck,
Anichstr. 35, A-6020 Innsbruck

XII

Gonschorek, O., Dr. med., Abteilung für Unfallchirurgie,
Hand-, Plastische- und Wiederherstellungschirurgie, Universitätsklinkum Ulm,
Steinhövelstr. 9, 89075 Ulm, Bundesrepublik Deutschland

Haas, N., Prof. Dr. med., Unfallchirurgische Klinik,
Universiätsklinikum Rudolf Virchow,
Augustenburger Platz 1, 13353 Berlin, Bundesrepublik Deutschland

Harms, J., Prof. Dr. med., Abteilung für Orthopädie – Traumatologie I –
Paraplegiologie, Rehabilitationskrankenhaus Karlsbad-Langensteinbach,
76307 Karlsbad-Langensteinbach, Bundesrepublik Deutschland

Höntzsch, D., PD Dr. med., Berufsgenossenschaftliche Unfallklinik,
Schnarrenbergstr. 95, 72076 Tübingen, Bundesrepublik Deutschland

Issendorff v., W.-D., PD Dr. med., Klinik und Poliklinik für Unfallchirurgie,
Universitätsklinikum Mainz, Langenbeckstr. 1, 55131 Mainz,
Bundesrepublik Deutschland

Kathrein, A., Dr. med., Universitätsklinik für Unfallchirurgie Innsbruck,
Anichstr. 35, A-6020 Innsbruck

Kinzl, L., Prof. Dr. med., Abteilung für Unfallchirurgie,
Hand-, Plastische- und Wiederherstellungschirurgie, Universitätsklinikum Ulm,
Steinhövelstr. 9, 89075 Ulm, Bundesrepublik Deutschland

Knöll, H.-G., Dr. med., Berufsgenossenschaftliche Unfallklinik,
Friedberger Landstr. 430, 60389 Frankfurt, Bundesrepublik Deutschland

Krettek, C., PD Dr. med., Medizinische Hochschule, Unfallchirurgische Klinik,
Konstanty-Gutschow-Str. 8, 30625 Hannover, Bundesrepublik Deutschland

Kuner, A., Dr. med., Abteilung Unfallchirurgie, Chirurgische Universitätsklinik,
Hugstetter Str. 55, 79106 Freiburg, Bundesrepublik Deutschland

Kuner, E.H., Prof. Dr. med., Abteilung Unfallchirurgie,
Chirurgische Universitätsklinik, Hugstetter Str. 55, 79106 Freiburg,
Bundesrepublik Deutschland

Kurock, W., PD Dr. med., Klinik und Poliklinik für Unfallchirurgie,
Universitätsklinikum Mainz, Langenbeckstr. 1, 55131 Mainz,
Bundesrepublik Deutschland

Lang, Th., Dr. med., Universitätsklinik für Unfallchirurgie Innsbruck,
Anichstr. 35, A-6020 Innsbruck

Marzinzig, M., Dr. med., Abteilung für Allgemeinchirurgie,
Universitätsklinikum Ulm, Steinhövelstr. 9, 89075 Ulm, Bundesrepublik Deutschland

Nast-Kolb, D., PD Dr. med., Chirurgische Universitätsklinik München Innenstadt,
Nußbaumstr. 20, 80336 München, Bundesrepublik Deutschland

Oedekoven, G., Dr. med., Chirurgische Klinik und Poliklinik
der Technischen Universität, Klinikum rechts der Isar, Ismaninger Str. 22,
81675 München, Bundesrepublik Deutschland

Pallua, A., Prim. Dr. med., Institut für Computertomographie
der Neurologischen Universitätsklinik Innsbruck,
Anichstr. 35, A-6020 Innsbruck

Pape, H.-C., Dr. med., Medizinische Hochschule, Unfallchirurgische Klinik,
Konstanty-Gutschow-Str. 8, 30625 Hannover, Bundesrepublik Deutschland

Regel, G., PD Dr. med., Medizinische Hochschule, Unfallchirurgische Klinik,
Konstanty-Gutschow-Str. 8, 30625 Hannover, Bundesrepublik Deutschland

Richter-Turtur, M., PD Dr. med., Chirurgische Universitätsklinik München
Innenstadt, Nußbaumstr. 20, 80336 München, Bundesrepublik Deutschland

Ritter, G., Prof. Dr. med., Klinik und Poliklinik für Unfallchirurgie,
Universitätsklinikum Mainz, Langenbeckstr. 1, 55131 Mainz,
Bundesrepublik Deutschland

Runkel, M., Dr. med., Klinik und Poliklinik für Unfallchirurgie,
Universitätsklinikum Mainz, Langenbeckstr. 1, 55131 Mainz,
Bundesrepublik Deutschland

Schandelmaier, P., Dr. med., Medizinische Hochschule, Unfallchirurgische Klinik,
Konstanty-Gutschow-Str. 8, 30625 Hannover, Bundesrepublik Deutschland

Schlickewei, M., Dr. med., Abteilung Unfallchirurgie,
Chirurgische Universitätsklinik, Hugstetter Str. 55, 79106 Freiburg,
Bundesrepublik Deutschland

Schulte, M., Dr. med., Abteilung für Unfallchirurgie,
Hand-, Plastische- und Wiederherstellungschirurgie, Universitätsklinikum Ulm,
Steinhövelstr. 9, 89075 Ulm, Bundesrepublik Deutschland

Schweiberer, L., Prof. Dr. med., Chirurgische Universitätsklinik München
Innenstadt, Nußbaumstr. 20, 80336 München, Bundesrepublik Deutschland

Seibold, R., Dr. med., Chirurgische Universtitätsklinik München Innenstadt,
Nußbaumstr. 20, 80336 München, Bundesrepublik Deutschland

Sennerich, Th., Dr. med., Klinik und Poliklinik für Unfallchirurgie,
Universitätsklinikum Mainz, Langenbeckstr. 1, 55131 Mainz,
Bundesrepublik Deutschland

Seykora, P., Dr. med., Universitätsklinik für Unfallchirurgie Innsbruck,
Anichstr. 35, A-6020 Innsbruck

Soldner, E., Dr. med., Berufsgenossenschaftliche Unfallklinik,
Friedberger Landstr. 430, 60389 Frankfurt, Bundesrepublik Deutschland

Stoltze, D., Dr. med., Abteilung für Orthopädie – Traumatologie I – Paraplegiologie,
Rehabilitationskrankenhaus Karlsbad-Langensteinbach,
76307 Karlsbad-Langensteinbach, Bundesrepublik Deutschland

Strecker, W., Dr. med., Abteilung für Unfallchirurgie,
Hand-, Plastische- und Wiederherstellungschirurgie, Universitätsklinikum Ulm,
Steinhövelstr. 9, 89075 Ulm, Bundesrepublik Deutschland

Sturm, J.A., Prof. Dr. med., Unfallchirurgische Klinik,
Kreiskrankenhaus Detmold, Röntgenstr., 32756 Detmold,
Bundesrepublik Deutschland

Suger, G., Dr. med., Abteilung für Unfallchirurgie,
Hand-, Plastische- und Wiederherstellungschirurgie, Universitätsklinikum Ulm,
Steinhövelstr. 9, 89075 Ulm, Bundesrepublik Deutschland

Tscherne, H., Prof. Dr. med., Medizinische Hochschule, Unfallchirurgische Klinik,
Kontanty-Gutschow-Str. 8, 30625 Hannover, Bundesrepublik Deutschland

Ulrich, C., PD Dr. med., Unfallchirurgische Klinik, Klinik am Eichert,
73006 Göppingen, Bundesrepublik Deutschland

Weller, S., Prof. Dr. med. Dr. h.c., Berufsgenossenschaftliche Unfallklinik,
Schnarrenbergstr. 95, 72076 Tübingen, Bundesrepublik Deutschland

Wenda, K., PD Dr. med., Klinik und Poliklinik für Unfallchirurgie,
Universitätsklinikum Mainz, Langenbeckstr. 1, 55131 Mainz,
Bundesrepublik Deutschland

Wörsdörfer, O., Prof. Dr. med., Klinik für Unfallchirurgie und Orthopädie,
Städtisches Klinikum, Pacelliallee 4, 36013 Fulda, Bundesrepublik Deutschland

I. Neue Aspekte der Marknagelung

Grundlagen und derzeitiger Stand

S. Weller

Berufsgenossenschaftliche Unfallklinik, Schnarrenbergstr. 95, 72076 Tübingen,
Bundesrepublik Deutschland

Einleitung

Mehr als 50 Jahre, seitdem G. Küntscher (1945) die Marknagelosteosynthese in die
Klinik eingeführt hat, ist nach einer vorübergehenden Rezession im Hinblick auf ihre
Anwendung das biomechanische Prinzip der intramedullären Schienung bei Frakturen
langer Röhrenknochen v.a. an der unteren Extremität (Femur und Tibia) erneut ins
Zentrum des allgemeinen Interesses gerückt. Der Grund dafür ist, daß die sog. gedeckte Marknagelung mit den mittlerweile auch klinisch anwendbaren Verriege-
lungstechniken die heute wünschenswerten Voraussetzungen für eine sog. „biologische Osteosynthese" erfüllt.

Nach Einführung des AO-Universalmarknagels für Femur und Tibia mit dem dazu
erforderlichen, verbesserten Instrumentarium und einem in neuerer Zeit zusätzlich
entwickelten sog. UR-(unreamed)-Tibiamarknagel für spezielle Fälle lassen sich unter
Beachtung indikatorischer Besonderheiten alle Nagelindikationen erfolgreich versorgen.

Klassifikation

Zur Marknagelindikation gehören nach der AO-Klassifikation alle Frakturen der Fe-
murdiaphysen (32-A/B/C mit Untergruppen, ausnahmsweise distale Femurfrakturen
33-A.1) sowie Frakturen der Tibiadiaphyse (Gruppe 42-A/B/C mit Untergruppen,
ausnahmsweise bestimmte distale Tibiafrakturen 43-A.1).

Indikation

Im Hinblick auf die klinische Indikation werden unterschieden:

Gute Indikation

- Querbrüche
- Kurze Schrägbrüche
- Verzögerte Heilung
- Pseudarthrose

Erweiterte Indikation

- Übergangsfrakturen
- Segmentale Frakturen
- Trümmerfrakturen

Für die erweiterte Indikation – wie auch für alle Anwendungen des sog. soliden Marknagels ohne Aufbohren der Markhöhle – gilt die absolute Forderung nach einer zusätzlichen stabilisierenden Maßnahme, die sich heute in der Regel mit der relativ einfachen Technik der Verriegelung durchführen läßt.

Kontraindikation

Aus der Sicht der AO ergeben sich heute für die Marknagelosteosynthese folgende Gegenanzeigen:

- Schaftbrüche am wachsenden Skelett,
- Schaftbrüche an Radius und Ulna.

Ausnahmeindikationen stellen zunächst auch weiterhin die Schaftfrakturen am Humerus und offene Frakturen 3. Grades (O III) dar.

Allgemeine Vorzüge der Marknagelosteosynthese

- Funktions- und belastungsstabile Osteosynthese von Schaftfrakturen
- Gedecktes Operationsverfahren
- Keine zusätzliche Weichteilschädigung
- Stimulierung der Frakturheilung durch autologe Spongiosaplastik (Bohrmehl)
- Geringer Blutverlust
- Möglichkeit der Erweiterung der Indikation mit zusätzlichen Hilfen (Verriegelung etc.)

Spezielle Vorzüge des AO-Universal-Marknagels für Femur und Tibia

- Für alle Marknagelindikationen anwendbar
- Voll geschlitzter Nagel mit Gewinde

- Vorkrümmung zur besseren Anpassung und Kontaktaufnahme
- Spezielle Verriegelungslöcher (mediale, laterale, anteriore, posteriore und Dynamisierung)
- Kufenform der Nagelspitze
- Zielgerät für proximale und distale Verriegelung
- Verriegelungsbolzen (weniger Arbeitsschritte, besserer Halt und keine Lockerung)

Verriegelungstechnik für erweiterte Indikation

Innere Systeme

- Ausklinkdrähte
- Haken
- Spreizung

Äußere Systeme

- Schrauben
- Bolzen

Proximale Verriegelung

Mit Hilfe des Zielgerätes, welches mit dem proximalen Nagelende fest verbunden ist.

Distale Verriegelung

Bildverstärker und AO-Zielgerät/ oder Bohrbüchse, röntgendurchlässiges Winkelgetriebe, andere Techniken (in der Regel röntgenoptische Verfahren), Neuentwicklungen.

Ursachen einer Störung der Frakturheilung bei der Marknagelung

- Ungeeignete Indikation
- Schlechte Technik
- Unerwartete intra- und postoperative Komplikationen
- Postoperative Komplikationen (z.B. Infektionen, Materialermüdungsbrüche etc.)
- Komplikationen bei der Marknagelentfernung

Begleit- und Nachbehandlung

- Redon-Drainage an der Nageleinschlagstelle (ohne Sog!)
- Entfernung nach 2 Tagen
- Frühfunktion mit Teilbelastung von 20 kg bei allen Nagelindikationen
- Vollbelastung bei guter Indikation nach Abschluß der Wundheilung
- Zunehmende Belastung bis zur Vollbelastung bei erweiterter Indikation in Abhängigkeit vom Röntgenbild und dem zunehmenden Einbau und der Überbrückung der Fragmente

Solider AO-Tibia-Marknagel („unreamed nail", UR-Tibia-Marknagel)

Der sog. solide Marknagel, der ohne Aufbohrung der Markhöhle und daher nur mit einer geringen Störung der endostalen Durchblutung des Knochens eingebracht wird, hat seinen vorläufigen Anwendungsbereich v.a. bei erhöhter Infektionsgefährdung (z.B. offene Frakturen mit Weichteilschäden u.a.). Unverzichtbar für seinen Einsatz ist die zusätzliche Verriegelung, da der relativ dünne Nagel allein keinen ausreichenden Knochenkontakt und damit nur ungenügende Stabilität gewährleistet.

Dieser solide Nagel ohne zentralen Hohlraum ist vorerst als Tibiaverriegelungsnagel erhältlich. Ein entsprechender Nageltyp für das Femur ist in der experimentellen und Erprobungsphase.

Indikation

Frakturen mit erhöhter Infektionsgefahr bei Weichteilschäden (z.B. bei offenen Frakturen und beim Umsteigen nach vorausgegangener Fixateur-externe-Osteosynthese u.a.). Das Indikationsspektrum ist derzeit noch Gegenstand klinischer Erprobung und Erfahrung.

Nachbehandlung

Die Osteosynthese mit konventioneller statischer Verriegelung ist auch beim soliden Unterschenkelmarknagel übungsstabil und ermöglicht eine dosierte Teilbelastung. Weitere zunehmende Belastungen sind von der röntgenlogischen Verlaufskontrolle abhängig.

Schlußbemerkungen

Die Nagelosteosynthese bei Frakturen langer Röhrenknochen an Femur und Tibia ist ein außerordentlich leistungsfähiges und elegantes Behandlungsverfahren. Es wurde durch zahlreiche technische Verbesserungen (Implantate, Instrumentarium und Operationstechnik) mit dem AO-Universalnagel-System und dem soliden AO-Tibia-Marknagel zunehmend perfekter und sicherer in der Anwendung.

Exakt dokumentierte prospektive Studien beweisen und unterstreichen die Leistungsfähigkeit. Dennoch behält der folgende Satz seine Gültigkeit: „Man kann nicht mit einem Operationsverfahren alle Aufgaben und Probleme der Osetosynthese lösen wollen."

Literatur

Höntzsch D, Weller S, Perren SM (1989) Der neue AO-Universal-Tibia-Marknagel. Klinische Entwicklung und Erfahrung. Akt Traumatol 6:225–237

Küntscher G (1962) Praxis der Marknagelung. Schattauer, Stuttgart

Küntscher G, Maatz R (1945) Technik der Marknagelung. Thieme, Leipzig

Müller ME, Allgöwer M, Schneider R, Willenegger H (1990) Manual der Osteosynthese, 3. Aufl. Springer, Berlin Heidelberg New York Tokyo

Perren SM (1987) Biomechanische Untersuchung zur proximalen Verriegelung des Verriegelungsnagels. Annual Meeting of the German Society for Traumatologic Surgery, Berlin. Hefte Unfallheilkd 200:84–85

Pfister U (1983) Biomechanische und histologische Untersuchungen nach Marknagelung der Tibia. Fortschr Med 101/37:1652–1659

Pfister U, Harmel U (1987) Technik der Ergebnisse der Nagelung mit dem AO-Universal-Femur-Marknagel. OP-J 3:29–31

Weller S (1972) Komplikationen bei der Marknagelung. Therapiewoche 22/47:4178

Weller S (1975) Die Marknagelung. Gute und relative Indikationen, Ergebnisse. Chirurg 46:152–154

Weller S (1987) Die Verriegelungsnagelung. OP-J 3

Lagerung und Reposition

W. Kurock

Klinik und Poliklinik für Unfallchirurgie, Universitätsklinikum Mainz, Langenbeckstr. 1, 55131 Mainz, Bundesrepublik Deutschland

Lagerung und Reposition stellen wesentliche Schritte bei der Marknagelung von Femur und Tibia dar; sie entscheiden nicht selten über Erfolg und Mißerfolg der Operation. Je nach Schule und Austattung einer Klinik kann die Osteosynthese auf einem normalen, röntgendurchlässigen Operationstisch oder auf einem Extensionstisch erfolgen [1–4].

Lagerung auf dem Normaltisch

Bei der Femurmarknagelung auf dem Normaltisch wird der Patient entweder stabil auf die gesunde Seite oder auf dem Rücken gelagert. In Seitlage erleichtert die Beugung des verletzten Beines im Hüftgelenk um etwa 45 Grad und im Kniegelenk um etwa 90 Grad das Auffinden der Trochanter-major-Spitze. Weniger ausgeprägt ist dieser Effekt in Rückenlage durch die Adduktion des frakturierten Beines zu erzielen [1–5].

Für die Tibiamarknagelung auf dem normalen Operationstisch liegt der Patient auf dem Rücken; der verletzte Unterschenkel wird aufgestellt und rechtwinklig im Kniegelenk gebeugt [1, 4].

Damit bietet die Lagerung bei Femur- und Tibiamarknagelungen ohne Extension kaum Probleme. Die Reposition, die ja bei diesem Vorgehen immer erst intraoperativ erfolgt, kann jedoch schwierig sein – insbesondere am Oberschenkel. Bei der offenen Lagerung läßt sich die Fraktur im günstigen Fall manuell einstellen und mit Platte und Knochenhaltezangen temporär schienen. In vielen Fällen gelingen Reposition und Retention erst mit dem Distraktor, der auch bei der geschlossenen Reposition auf dem Normaltisch zum Einsatz kommt [1–4].

Lagerung auf dem Extensionstisch

Für uns stellt die gedeckte Marknagelung auf dem Extensionstisch die Methode der Wahl dar. Der Lagerung kommt dabei entscheidende Bedeutung zu: Bei der Femurmarknagelung in Seitenlage muß das Becken exakt senkrecht, in Rückenlage streng waagrecht ausgerichtet sein und der Damm fest auf einem gut gepolsterten Widerlager aufsitzen. Die Lagerung darf für die Dauer der Operation nicht mehr verändert werden. Die Reposition der Fraktur erfolgt bei Dauerextension in Längsrichtung des Oberschenkels unter Röntgendurchleuchtung. Dabei sollte eine weitgehend achsengerechte Stellung erzielt werden. Kleinere Korrekturen in der Frontal- und Sagittalebene können dann noch intraoperativ vorgenommen werden. Dies gilt jedoch nicht für die Rotation. Die Rotation wird bereits bei der Lagerung durch die Einstellung des Unterschenkels definitiv festgelegt; sie kann bei der Marknagelung kaum noch verändert werden [1, 2, 4–6].

Wir haben früher routinemäßig eine suprakondyläre Extension bei der Femurmarknagelung angelegt. Diese Methode hat jedoch einige Nachteile: Bei distalen Frakturen kann sich das kniegelenknahe Fragment über der Extension verkippen, so daß die Reposition erschwert wird. Darüber hinaus ist beim Einschlagen des Marknagels ein Auflaufen der Nagelspitze auf den Extensionsdraht nicht immer zu vermeiden. Schließlich stört die Extension bei der Abdeckung und bei der distalen Verriegelung. Bei einer Extension am Tibiakopf treten Probleme nicht auf.

Die Extension am Fuß bei gestrecktem Bein stellt sicher eine seltenere Variante bei der Femurmarknagelung dar, mit der wir keine praktischen Erfahrungen haben.

In jedem Fall erfordert die gedeckte Marknagelung einen Röntgenbildverstärker, der bereits bei der Lagerung positioniert und in die sterile Abdeckung einbezogen wird. Dabei muß sich intraoperativ der C-Bogen zwischen a.-p. und axialem Strahlengang frei schwenken lassen, ohne daß die Sterilität in Frage gestellt wird [1, 2].

Bei der Abdeckung wird auch für die gedeckte Marknagelung der ganze Oberschenkel ausgespart, damit ggf. eine offene Reposition ohne Probleme durchgeführt werden kann [1–6]. Wir verwenden seit Jahren Einmalklebetücher; das hat u.a. den Vorteil, daß bei der Durchleuchtung keine Störungen durch Tuchklemmen auftreten.

Die gedeckte Tibiamarknagelung auf dem Extensionstisch ist lagerungstechnisch weniger aufwendig. Der Patient befindet sich in Rückenlage, der distale Oberschenkel stützt sich auf einem gut gepolsterten Holm ab. Extendiert wird am Kalkaneus in Längsrichtung des Unterschenkels bei rechtwinklig gebeugtem Kniegelenk. Die Extension am Fuß mit Hilfe eines Schuhs würde eine distale Verriegelung nicht zulassen, da der Schuh zu weit nach proximal reicht [1, 5].

Auch bei der Tibiamarknagelung wird die Rotationsstellung bereits bei der Lagerung definitiv festgelegt. Sie ist an der Stellung des Fußes zu erkennen. Für den praktischen Gebrauch gilt, daß Spina iliaca anterior superior, Patella und erster Interdigitalraum auf einer Geraden liegen müssen [1, 5].

Repositionsschwierigkeiten

Probleme bei der Frakturposition sind in erster Linie bei der Femurmarknagelung zu erwarten. In den meisten Fällen gelingt es, nach Eröffnen der Markhöhle unter entsprechende Repositionsmanövern den an der Spitze leicht gebogenen Bohrdorn in das distale Fragment zu plazieren, so daß die Fraktur für den Bohrvorgang ausreichend reponiert ist [3, 5].

Wenn sich die Fraktur nicht auffädeln läßt, wird zunächst nur das proximale Fragment schrittweise bis auf etwa 12 mm aufgebohrt. Mit einem ausreichend langen Marknagel der Stärke 10 mm im proximalen Fragment als Hebel gelingt dann in der Regel die Reposition, so daß der Bohrdorn dann durch den Nagel in das distale Fragment eingebracht werden kann [5].

Bei Stück- und Trümmerbrüchen bereitet die Längeneinstellung des Femurs nicht selten Probleme. In diesen Fällen hat es sich bewährt, die Nagellänge vor der Operation am gesunden Bein – entweder klinisch oder radiologisch – zu bestimmen. Intraoperativ wird dann die Länge des Oberschenkels durch Vor- und Zurückschlagen des bereits distal verriegelten Nagels festgelegt. Gelegentlich widerstehen ausgesprengte Knochenfragmente oder interponierte Muskulatur jedem geschlossenen Repositionsversuch, so daß eine offene Marknagelung notwendig wird [5].

Literatur

1. Höntzsch D, Weller S (1986) Die Lagerung bei der Ober- und Unterschenkelmarknagelung. OP-J 2:20
2. Höntzsch D, Weller S (1987) Die Lagerung bei Oberschenkelverriegelungsnagelung. OP-J 3:16
3. Kempf I (1991) Die Behandlung von Oberschenkelfrakturen mit dem Verriegelungsnagel, Teil I: Diaphysäre Frakturen. Operat Orthop Traumatol 3:17

8

4. Pfister U (1988) Der heutige Stand der Marknagelosteosynthese. Akt Traumatol 18:40
5. Ritter G, Weigand H (1983) Intra- und postoperative Zwischenfälle bei Osteosynthesen. In: Brandt G, Kunz H, Nissen R (Hrsg) Intra- und postoperative Zwischenfälle. Ihre Verhütung und Behandlung, Bd III: Extremitäten, Urologie und plastische Chirurgie, 2. Aufl. Thieme, Stuttgart New York
6. Ritter G, Biegler M (1987) Operationstechnik mit dem AO-Femur-Universalnagel. OP-J 3:21
7. Sennerich T, Sutter P, Ritter G, Zapf S (1992) Computertomographische Kontrolle des Antetorsionswinkels nach Oberschenkelschaftfrakturen des Erwachsenen. Unfallchirurgie 95:301–305

Messung der Kräfte beim Einschlagen von Marknägeln

W.-D. v. Issendorff

Klinik und Poliklinik für Unfallchirurgie, Universitätsklinikum Mainz, Langenbeckstr. 1, 55131 Mainz, Bundesrepublik Deutschland

Das Einschlagen von Nägeln als mechanischer Vorgang erscheint auf den ersten Blick einfach, ja fast banal. Das ist verständlich, gehört doch das Schlagen vermutlich zu den ältesten mechanischen Hilfen, die der Mensch benutzt. Auf den zweiten Blick aber stellt sich dieser Vorgang, der durch zahlreiche und unterschiedlichste Faktoren beeinflußt wird, als äußerst kompliziert dar.

Wenn wir den Vorgang von der Energiebilanz aus betrachten, steht auf der Seite der aufgewendeten Energie die Energie des Fallgewichtes des Hammers zur Zeit des Aufschlages. Diese Energie wird bestimmt durch die Masse des Schlagkörpers und dessen Geschwindigkeit zum Zeitpunkt des Auftreffens. Diese beiden Größen sind durch die Wahl des Hammers und den Schwung des Schlages zu beeinflussen. Sie können aber nur gefühlsmäßig eingesetzt werden; es fehlen sowohl Meß- wie Vorstellungsmöglichkeiten für die Energie, die während der Operation aufgewendet wird.

Bei meinen Messungen lag die aufgewendete Energie maximal bei 16,4 Nm. Zur Verdeutlichung: Diese Energie hat ein Gewicht von 1 kg wenn es aus einer Höhe von 1,67 m auftritt. Die Frage ist was aus dieser Energie auf der Wirkungsseite wird. Diese Seite wird von mehreren Faktoren bestimmt. An 3 Stellen wird die Energie wirksam:

1. am Aufschlagort,
2. an der Grenzfläche von Knochen zu Nagel,
3. an den haltenden Strukturen wie den Bändern, z.B. am hängenden Unterschenkel oder an Gelenken und Knochen bei aufgesetztem Fuß.

Am Aufschlagort bewirkt ein Teil der Energie ein Zurückspringen des Schlagkörpers. Zugleich wird eine Impulswelle im Nagelgestänge ausgelöst, die an den Enden reflektiert wird und im Nagel und Gestänge hin und her saust. Auch eine Schallwelle wird hier produziert. Diese Energien sind in den nicht wirksam gewordenen Energien enthalten.

An dieser Stelle wird teilweise die Schlagqualität bestimmt. Ein harter Aufschlag, z.b. Stahl auf Stahl, bewirkt eine unmittelbare Übertragung der Energie in einer sehr kurzen Zeit. Ein weicher Schlag, z.b. mit einem Bleihammer oder, noch extremer, mit einem Gummihammer, bewirkt eine verzögerte Energieübertragung in einer längeren Zeitspanne. Diese Verzögerung der Energieübertragung bezeichnet man als Dämpfung des Schlages. Obwohl jeweils die gleiche Energie wirkt, wird die wirksam werdende Kraft, da sie sich über unterschiedliche Zeitspannen verteilt, unterschiedliche Höhen erreichen. Bei einem harten Schlag ist die Kraft hoch, aber von kurzer Dauer, bei einem weichen Schlag niedrig, aber von längerer Dauer.

Die zweite Stelle, an der Energie wirksam wird, ist die Knochen-Nagel-Grenze. Dies sind v.a. der Eingangsort in den Knochen, die engste Stelle des Knochenrohres und die Nagelspitze. An diesen 3 Stellen wird der Nagel besonders eingeklemmt, so daß hier die größte Reibung stattfindet.

Bei der aufgebohrten Markhöhle wirkt sich das gewollt möglichst langstreckige Einklemmen des Marknagels im engsten Bereich des Knochenrohres am meisten aus. Demgegenüber erfolgt die Reibung des Unreamed nail, dessen Ziel es aufgrund der Verriegelungstechnik nicht ist, einen kraftschlüssigen Sitz im Knochenrohr zu erzielen, v.a. als Dreipunkteeinklemmung zwischen Eingangsort, Wand des Knochenrohres und Nagelspitze.

Die Bewegung setzt sich aus 3 Phasen zusammen: Die 1. Phase ist gekennzeichnet durch einen raschen Anstieg der Kraft ohne Bewegung des Nagels bis zu einem bestimmten Niveau. Diese Phase dient der Überwindung der Haftreibung. Daran schließt sich die 2. Phase an, die Gleitphase. Wenn die Kraft unter das Niveau absinkt, das notwendig ist, den Nagel weiter am Gleiten zu halten, und der Nagel stockt, folgt die 3. Phase, in der es schließlich zu einer mehr oder weniger ausgeprägten Rückfederung kommt, wobei ein geringer Teil des zurückgelegten Weges wieder verloren geht.

Das Gleitverhalten des Nagels hat eine Rückwirkung auf die Qualität des Schlages und wirkt damit als Dämpfung. Gleitet der Nagel leicht, verteilt sich die Schlagenergie über einen längeren Zeitraum. Gleitet der Nagel nur schwer oder sitzt er sogar fest, verteilt sich die Schlagenergie auf eine sehr kurze Zeitspanne; der Schlag wird hart.

In der steilen Anfangsphase baut sich die Kraft auf, die schließlich die Haftreibung übersteigt.

Hierfür fanden sich Werte bis 1,5 kN. Im Durchschnitt muß eine Größenordnung von 0,6 kN angesetzt werden.

Nach Überwinden der Haftreibung setzt sich der Nagel in Bewegung. Danach steigt die Kraft noch für kurze Zeit steil weiter an, und zwar wahrscheinlich aufgrund der Massenträgheit, bis sie das Maximum erreicht. Das ist dann die Kraft, die maximal auf den Nagel einwirkt.

Bei meinen Messungen lag sie maximal bei 2,0 kN. Bei sehr hartem Schlag – die Dämpfung durch das Gleiten des Nagles fällt bei Festsitzen des Nagels fast vollständig weg – verteilt sich die eingeleitete Energie auf eine sehr kurze Zeitspanne und bewirkt damit entsprechend hohe Spitzen. Bei festsitzendem Nagel könnten diese sicher auf noch höhere Werte gesteigert werden, was aber unsinnig wäre.

Nach einem steilen Abfall schließt sich ein Plateau an, das den wesentlichen Teil der Gleitphase repräsentiert. Die Höhe dieser Phase, die als Gleitreibungskraft bezeichnet werden kann, gibt an, welche Kraft bei dieser Eindringstufe notwendig ist, um den Nagel am Gleiten zu halten.

Während dieser Phase wirkt sich auch die Trägheit der Masse aus. Während sie anfangs überwunden werden muß und damit der Bewegung des Nagels entgegen steht, unterhält sie den Gleitvorgang am Ende der Bewegung noch etwas.

Gegen Ende des Eintreibvorganges muß auch die Gleitreibungskraft stark ansteigen, weil nur noch sehr hohe Kräfte schließlich den Nagel, wenn auch nur noch für ganz kurze Strecken, bewegen.

Im mittleren Bereich liegt die Gleitreibung zwischen 0,2 und 0,5 kN. Die Gleitphase dauert 8–20 ms.

Über eine simultane Registrierung der auf den Nagel einwirkenden Kraft und des von ihm zurückgelegten Weges gelingt es, ein Kraft-Weg-Diagramm zu produzieren, aus der die Veränderungen während eines Schlages abgelesen werden können [3, 4]. Durch Integration der Kraft-Weg-Kurve nach dem Weg, wird die wirksam gewordene Energie bestimmt. Sie liegt, wenn der Nagel gut gleitet, bei über 70%, und wenn das Gleitverhalten schlecht ist, unter 50% der aufgewendeten Energie.

Damit kommen wir zu der 3. Stelle, an der die aufgewendete Energie wirksam wird. Es handelt sich hierbei um den größten Anteil der nicht wirksam gewordenen Energie, die – wie oben dargelegt – je nach dem Gleitverhalten des Nagels zwischen 30 und 55% der aufgewendeten Energie beträgt. Sie wird in den Körper eingeleitet und belastet dort die haltenden Strukturen der Extremität, wie Bänder und Gelenke. Da diese Strukturen dehnbar oder stauchbar sind, wirken sie sich neben den beiden schon genannten Einflüssen zusätzlich dämpfend auf die Schlagqualität aus.

Welche Wirkung diese Energien auf die Körperstrukturen haben, kann letztlich bis heute nicht angegeben werden. Für hyalinen Knorpel wird eine kompressive Festigkeit von 10 Mpa angegeben [2]; das bedeutet eine Krafteinwirkung von 1 kN/cm². Diese Größenordnung könnte nach unseren Messungen erreicht werden.

Die Reißfestigkeit von Bändern wird sehr unterschiedlich angegeben [1, 5–8]. Setzt man die angegebenen Werte in Relation zu den Dehnungsgeschwindigkeiten, die bei den Untersuchungen angewandt wurden, so läßt sich vermuten, daß die Reißfestigkeit von der Dehnungsgeschwindigkeit abhängt. Beim Einschlagen von Nägeln handelt es sich ohne jeden Zweifel um einen sehr raschen Vorgang, die Bänder dehnen sich also schnell. Daß dabei die Grenzen der Reißfestigkeit erreicht werden, kann aufgrund der aufgezeigten Unsicherheit in den Angaben der Literatur allenfalls vermutet werden.

Als Folgerung läßt sich ableiten, daß die Höhe der in den Körper eingeleiteten Kraft weniger von der aufgewendeten Kraft des Operators, als von der Reibung des Nagels im Knochen abhängt. Dies spricht eindeutig für Nagelosteosynthesen, die ihre Stabilität nicht durch Einklemmung, sondern durch Verriegelung erzielen.

Literatur

1. Claes L (1983) Biomechanische Eigenschaften humaner Bänder. In: Burri C, Claes L (Hrsg) Aktuelle Probleme in der Chirurgie und Orthopädie, Bd 25: Alloplastischer Bandersatz. Huber, Bern Stuttgart Wien
2. Cochran GVB (1988) Orthopädische Biomechanik. Enke, Stuttgart
3. Issendorf W-D v, Ahlers J, Lengsfeld M, Sennerich Th (1990) Experimentelle Untersuchungen zur Bestimmung der physikalischen Größen beim Einschlagen von Marknägeln. Med Orthop Tech 110:216–219
4. Issendorf W-D v, Ritter G, Ahlers J, Kurock W (1990) Experimentelle Bestimmung der Gleitreibungskräfte beim Einschlagen von Oberschenkelmarknägeln. Unfallchirurgie 16:166–171
5. Kennedy JC, Hawkins RJ, Willis RB, Danylchuk KD (1976) Tension studies of human knee ligaments. J Bone Joint Surg [Am] 58:350–355
6. Noyes FR, Grood ES (1976) The strength of the anterior cruciate ligament in humans and rhesus monkeys. J Bone Joint Surg [Am] 58:1074
7. Rauch G, Allzeit B, Gotzen L (1988) Biomechanische Untersuchungen zur Zugfestigkeit des vorderen Kreuzbandes unter besonderer Berücksichtigung der Altersabhängigkeit. Unfallchirurg 91:437–443
8. Wasmer G, Hagena FW, Mittelmeier T, Bergmann M, Hofmann GO (1987) Cruciate ligament stability-Experimental comparison between healthy and arthritic ligaments. Vortrag anläßlich des Workshops „Biomechanics of Human Knee Ligaments" der European Society of Biomechanics. 25.–27. Juni 1987, Ulm

Tierexperimentelle Ergebnisse nach verschiedenen Nagelungstechniken

M. Runkel und K. Wenda

Klinik und Poliklinik für Unfallchirurgie, Universitätsklinikum Mainz, Langenbeckstr. 1, 55131 Mainz, Bundesrepublik Deutschland

Seit Einführung der Marknagelung durch Küntscher 1940 [7] hat sich dieses Behandlungskonzept bei Frakturen langer Röhrenknochen, insbesondere nach Entwicklung des Verriegelungsnagels, als Methode der Wahl durchgesetzt.

Die knöcherne Heilung nach intramedullärer Osteosynthese ist im wesentlichen von der erzielten Stabilität und der Vitalität des Knochens abhängig. Durch Aufbohrung der Markhöhle läßt sich ein dickerer Marknagel einbringen und ein langstreckigerer Kontakt zwischen Kortikalis und Implantat erreichen. Experimentelle Untersuchungen konnten jedoch eindeutig nachweisen, daß bei Aufbohrung der Markhöhle ein erheblicher Schaden mit nachfolgender Störung der Vaskularität eintritt [2–5, 8, 11]. Aus diesem Grunde hat sich in den letzten 10 Jahren die maßvolle Markhöhlenaufbohrung und Sicherung gegen Rotation durch Verriegelung des Nagels durchgesetzt.

In jüngster Zeit wurden Erfahrungen mit der unaufgebohrten Verriegelungsnagelung bei höhergradig offenen Frakturen gesammelt [1]. Für diese Indikationen entwickelte die AO einen massiven Marknagel ohne Totraum [6]. Die gewebeschonende Implantationstechnik und die neue Nagelform sollen das Infektionsrisiko senken. Bei der unaufgebohrten Nagelung mit Verwendung von kleineren Nageldurchmessern muß jedoch ein Verlust an Stabilität im Vergleich zur Implantation mit Aufbohrung der Markhöhle in Kauf genommen werden.

Da bisher keine experimentellen Ergebnisse über die Knochenheilung nach unaufgebohrter Verriegelungsmarknagelung im Vergleich zur herkömmlichen Technik mit Aufbohrung der Markhöhle vorlagen, haben wir eine tierexperimentelle Studie an Schafen durchgeführt.

Material und Methoden

Bei 22 Schwarzkopfschafen in einem Alter von ca. 4 Jahren und mit einem mittleren Gewicht von ca. 65 kg wurde eine quere Osteotomie in Tibiamitte durchgeführt. Bei 15 Tieren wurden die Marknägel ohne Aufbohrung implantiert, wobei in 8 Fällen eine statische Verriegelung mit einer Osteotomiespaltbreite von ca. 1,5 mm erzeugt wurde, bei 7 Tieren wurde eine dynamische Verriegelung mit Kompression im Osteotomiespalt angewendet. In 7 weiteren Fällen wurde eine Nagelung mit Markhöhlenaufbohrung und statischer Verriegelung mit einer Osteotomiespaltbreite von ca. 1,5 mm durchgeführt. Bei den verwendeten Marknägeln handelte es sich um handelsübliche rohrförmige Implantate mit einem Durchmesser von 8 mm (9 mm) für die unaufgebohrte Nagelung bzw. um 10 mm (9 mm) dicke Nägel bei aufgebohrter Technik. Die Länge der Nägel betrug 200 mm, ein proximales Verriegelungsloch wurde in einen Längsschlitz verwandelt.

Postoperativ durften die Tiere das operierte Bein nach Belieben belasten, nach wenigen Tagen konnte der Weidegang gestattet werden. Zum Studium der Knochenumbauvorgänge applizierten wir 4 verschiedene Fluochrome nach 2, 4, 6 und 8 Wochen entsprechend dem von Rahn u. Perren [9] angegebenen Schema. Röntgenkontrollen wurden direkt postoperativ, nach 5 Wochen und zum Versuchende nach 10 Wochen vorgenommen. Bei der Tötung der Tiere erfolgte eine Extremitätenperfusion mit Karnovsky-Lösung und eine Gefäßperfusion mit Tusche bzw. Mercox. Nachfolgend konnte die histologische Aufarbeitung begonnen werden.

Für die Auswertung standen somit 3 unterschiedliche Gruppen zur Verfügung:

Gruppe A: Statische Verriegelung, Aufbohrung der Markhöhle (Standardtechnik) (n = 7)
Gruppe B: Statische Verriegelung, keine Markhöhlenaufbohrung (n = 8)
Gruppe C: Dynamische Verriegelung mit Kompression, keine Markhöhlenaufbohrung (n = 7)

Klinische Ergebnisse

Bei der postoperativen Beobachtung ließ sich eindeutig feststellen, daß die Tiere mit stabileren Osteosynthesen, insbesondere bei Kompressionsnagelung, das operierte Bein frühzeitiger belasteten. Dies kann auf die höhere postoperativ erzielte Stabilität bei Nagelung mit Kompression [11] zurückgeführt werden. Durch die Erzeugung von Kontakt und Druck im Osteotomiespalt bei Kompressionsnagelung sind nur geringfügige Bewegungen zwischen den Fragmenten möglich, insbesondere in der sagittalen und frontalen Ebene. Geringere Bewegungsausschläge im Frakturbereich erzeugen geringere Irritationen des Periosts und damit eine geringere Schmerzintensität in der verletzten Region.

Bei 21 Tieren fand sich eine komplikationslose Wundheilung. Ein Tier mit aufgebohrter Markhöhle entwickelte einen Infekt, welcher trotz Wundrevision und Antibiotikatherapie nicht ausheilte und in einer Markhöhlenphlegmone bzw. -sequestierung endete.

Röntgenologische Ergebnisse

Alle Tibiae mit unaufgebohrter Markhöhle heilten problemlos knöchern aus. Bei den Nagelungen mit Aufbohrung fand sich eine Pseudarthrose und in einem Fall eine Infektpseudarthrose bei Markhöhleninfektion.

Bei der Beobachtung der Kallusbildung zeigten sich erste Formationen bereits nach 2–3 Wochen, welche fluoreszenzmikroskopisch und auch röntgenologisch nachzuweisen waren. Das Maximum der Kallusgröße wurde nach 5–6 Wochen erreicht, nachfolgend trat dann bereits wieder eine Verkleinerung der Kallus bei zunehmender Dichte auf. Die größten Kallusmengen waren bei allen Fällen dorsal und medial zu erkennen.

Die Form des entstehenden Kallus zeigte eine deutliche Abhängigkeit von der erzielten Stabilität der intramedullären Osteosynthese. Bei den Kompressionsosteosynthesen entwickelte sich fast immer ein spindelförmiger Kallus, bei den unaufgebohrten Fällen mit statischer Verriegelung konnten sowohl spindelförmige als auch kugelförmige Kallusformationen, bei den aufgebohrten Markhöhlen fast immer kugelförmige Kallusbildungen gefunden werden.

Zusammenfassung

Bei experimentell durchgeführter Marknagelung an der Schafstibia fand sich in allen Fällen bei unaufgebohrter Technik eine problemlose knöcherne Heilung. Erhöhte Stabilität nach intramedullärer Osteosynthese läßt sich durch Verwendung dickerer Implantate oder durch die Kompressionsnagelung erzielen. Eine größere Stabilität bewirkt verminderte postoperative Schmerzen. Die kurz vor der Fertigstellung stehenden histologischen Untersuchungen sollen klären, welche Einflüsse Stabilität und

14

geringere Schädigung der Vitalität auf die Knochenheilung nach unaufgebohrter Marknagelung haben.

Literatur

1. Claudi BF, Oedekoven G (1991) Biologische Osteosynthesen. Chirurg 62:367–377
2. Danckwardt-Lillieström G (1969). Reaming of the medullary cavity and its effect on diaphyseal bone. Acta Orthop Scand Suppl 128
3. Danckwardt-Lillieström G, Lorenzi GL, Olerud S (1970) Intramedullary nailing after reaming. Acta Orthop Scand Suppl 134
4. Kessler SB, Hallfeldt KKJ, Perren SM, Schweiberer L (1986) The effects of reaming and intramedullary nailing on fracture healing. Clin Orthop 212:18–25
5. Klein MPM, Rahn BA, Frigg R, Kessler S, Perren SM (1990) Reaming versus non-reaming in medullary nailing: Interference with cortical circulation of the canine tibia. Arch Orthop Trauma Surg 109:314–316
6. Kretteck C, Haas N, Schandelmaier P, Frigg R, Tscherne H (1991) Der unaufgebohrte Tibianagel (UTN) bei Unterschenkelschaftfrakturen mit schwerem Weichteilschaden. Unfallchirurg 94:579–587
7. Küntscher G (1940) Die Marknagelung von Knochenbrüchen. Arch Klin Chir 200:443–455
8. Pfister U, Rahn BA, Perren SM, Weller S (1979) Vaskularität und Knochenumbau nach Marknagelung langer Röhrenknochen. Akt Traumatol 9:191–195
9. Rahn BA, Perren SM (1975) Die mehrfarbige Fluoreszenzmarkierung des Knochenanbaus. Chem Rundsch 28:12–15
10. Ritter G (1991) Kompressionsosteosynthesen mit dem neuen AO-Universalnagel. Unfallchirurg 94:9–12
11. Stürmer KM, Schuchardt W (1980) Neue Aspekte der gedeckten Marknagelung und des Aufbohrens der Markhöhle im Tierexperiment. Unfallheilkunde 83:433–445

Klinische Ergebnisse nach Kompressionsnagelung

Th. Sennerich und G. Ritter

Klinik und Poliklinik für Unfallchirurgie, Universitätsklinikum Mainz, Langenbeckstr. 1, 55131 Mainz, Bundesrepublik Deutschland

Nach den guten Erfahrungen mit der Verriegelungsmarknagelung bei Schaftfrakturen von Femur und Tibia wurde dieses Osteosyntheseverfahren an unserer Klinik für bestimmte Indikationen zur Kompressionsverriegelungsmarknagelung weiterentwickelt. Bei Quer- und kurzen Schrägfrakturen sowie entsprechenden Etagenfrakturen an Femur- und Tibiaschaft lassen sich mit dieser Methode die bekannten Vorteile der Verriegelungsmarknagelung mit denen einer hochstabilen Osteosynthese kombinieren [1, 3, 5, 6, 8].

Prinzip der Kompressionsmarknagelung

Bei der dynamischen Verriegelungsmarknagelung mit Kompression wird durch die im Zentrum des Knochens liegende Verspannung eine axiale Kompression erzielt. An dem Modell einer Reihe von Klötzchen, die über ein gespanntes Seil zusammengehalten werden, läßt sich verdeutlichen, daß die Stabilität dieses Systems fast ausschließlich auf der Kompression beruht. Dieses mechanische Prinzip läßt sich in der Praxis durch Eindrehen eines speziellen Druckbolzens in das proximale Ende eines Verriegelungsmarknagels verwirklichen. Der Nagel wirkt dabei als Zuganker, über den die Frakturenden aufeinanderzubewegt und schließlich unter Kompression gebracht werden [2–5].

Operationstechnisch erfolgt nach sparsamem Aufbohren und Plazieren eines relativ dünnen Marknagels zunächst eine dynamische Verriegelung mit 2 distalen und einem im proximalen Ende der Schlitzbohrung eingebrachten Verriegelungsbolzen. Danach wird der Kompressionsbolzen in das obere Nagelende eingeschraubt. Hierdurch kommt es zu einer Verschiebung des proximalen Verriegelungsbolzens in der Schlitzbohrung und dabei zu einer Annäherung der Knochenfragmente, bis diese unter Kompression geraten. Damit lassen sich, wie Versuche an Knochenpräparaten gezeigt haben, problemlos Druckkräfte von 800–1500 N erzielen, vergleichbar mit den Kräften beim Spannen breiter Platten [2, 3, 5].

Sowohl für den AO-Femur- als auch für den Tibiauniversalmarknagel wurden spezielle zweiteilige Kompressionsbolzen entwickelt, die aus einem äußeren Teil mit konischem und einem inneren Teil mit zylindrischem Gewinde bestehen. Der wegen des konischen Innengewindes der Universalmarknägel notwendige äußere Teil wird mit einem Schraubenschlüssel eingebracht; der eigentliche Spannvorgang erfolgt durch Eindrehen des inneren Teiles mit einem üblichen Sechskantimbusschlüssel [3, 5]. Mittlerweile steht auch ein Kompressionsbolzen für den neuen UTN zur Verfügung.

Mit der Kompressionsverriegelungsmarknagelung läßt sich hohe Stabilität gegenüber Biegebelastungen aus jeder Richtung erreichen. Die Flächenpressung verhindert darüber hinaus Rotationsbewegungen, die bei der konventionellen, aber auch bei der üblichen Verriegelungsmarknagelung aufgrund der hohen Verdrehelastizität des längsgeschlitzten Nagels nicht vermieden werden können. Die axiale Kompression im Frakturbereich erlaubt bereits unmittelbar postoperativ einen nahezu physiologischen Kraftfluß über den Knochen [2–5].

Ergebnisse im eigenen Krankengut

Aus technischen Gründen haben wir die Kompressionsverriegelungsmarknagelung klinisch bisher nur am Femur angewandt. Von 1983–1991 wurden an unserer Klinik 293 Oberschenkelschaftfrakturen operativ versorgt. In 174 Fällen war aufgrund von Frakturlokalisation, Weichteilschaden und begleitenden Verletzungen eine Plattenosteosynthese indiziert. Eine Marknagelung erfolgte bei 36 Patienten noch in der konventionellen Technik, bei 80 als Verriegelungsmarknagelung. Die Kompressionsverriegelungsnagelung kam bei 18 dafür geeigneten Frakturen zur Anwendung.

Im Rahmen einer retrospektiven Studie wurde überprüft, wie sich diese seit 1983 angewandte neuartige Kompressionsosteosynthese am Femurschaft auf die Frakturheilung auswirkt. In dieser Studie untersuchten wir Patienten frühestens 1 Jahr nach der operativen Versorgung. Es wurden dabei 34 Osteosynthesen mit einer breiten gespannten DC-Platte bei Quer- und kurzen Schrägfrakturen ausschließlich in Schaftmitte mit 18 Kompressionsverriegelungsmarknagelungen bei Frakturen unterschiedlicher Lokalisation am Femurschaft verglichen. Eine exakte Röntgendokumentation des Heilungsverlaufes lag für beide Kollektive vor. Der radiologische Nachweis sowohl einer beginnenden Kallusbildung als auch der knöchernen Heilung war in der Gruppe der Kompressionsverriegelungsmarknagelungen wesentlich früher möglich. Sämtliche mit dieser Technik versorgten Frakturen zeigten nach 12 Wochen einen festen Durchbau. Die volle Belastbarkeit war jedoch, nicht zuletzt wegen der bereits primär hohen Stabilität dieser Osteosyntheseform, schon deutlich früher gegeben.

Neben der rascheren knöchernen Durchbauung fiel nach Kompressionsverriegelungsmarknagelung auch eine qualitativ hochwertige Kallusbildung auf. Dabei war bereits sehr früh die Durchstrukturierung und funktionelle Ausrichtung des Kallus zu erkennen. Unter den besonderen Bedingungen der Verriegelungsmarknagelung mit Kompression kommt es sehr rasch zu einem vollständigen und gleichmäßigen Durchbau der Fraktur im Gegensatz zur konventionellen, aber auch zur Verriegelungsmarknagelung, bei denen die Fixation zunächst über einen Kallusmantel erfolgt, die eigentliche Frakturstelle aber erst sehr viel später durchbaut.

Im eigenen Krankengut erfolgte die Frakturheilung nach Kompressionsverriegelungsmarknagelung in allen Fällen ungestört. Bei einem Patienten kam es intraoperativ im Rahmen der Reposition zur Dislokation eines größeren Fragmentes, das auf den Unfallaufnahmen nicht sichtbar gewesen war. Trotzdem war eine Kompression noch möglich, und es erfolgte die rasche und komplikationslose Ausheilung. Ein Patient erlitt postoperativ eine Lungenembolie. Infekte, Implantatschäden oder gar Pseudarthrosen traten im Gegensatz zur Plattengruppe nicht auf. In der Gruppe der Plattenosteosynthesen traten bei 2 Patienten Lungenembolien auf. Als Folge einer verzögerten Knochenbruchheilung kam es in einem Fall zur Plattenverbiegung, bei 2 weiteren

Fällen sogar zum Implantatbruch. Einmal entwickelte sich ein Weichteilinfekt nach zweitgradig offener Fraktur.

Eine spürbare Minderung der groben Kraft am operierten Bein fand sich in der Gruppe der Kompressionsverriegelungsmarknagelungen bei 6 von 15 Untersuchten. Wie zu erwarten waren die Ergebnisse hinsichtlich der korrekten Wiederherstellung der Beinlänge sehr gut, d.h. lediglich in einem Fall war eine geringfügige Differenz von weniger als 1 cm gegenüber der Gegenseite festzstellen. Die exakte Erfassung möglicher Rotationsabweichungen mit Hilfe der computertomographischen Antetorsionswinkelbestimmung ergab bei 8 von 11 Untersuchten kein oder nur geringfügige, bei 2 Patienten mittelgradige, und lediglich bei einem Patienten deutliche Rotationsdifferenzen, obwohl sämtliche Kompressionsnagelungen gedeckt durchgeführt worden waren, wobei die Wiederherstellung der korrekten Rotationsstellung erfahrungsgemäß schwierig ist [7].

Auch die subjektive Bewertung des Operationsergebnisses durch den Patienten hinsichtlich beruflicher, alltäglicher und sportlicher Belastbarkeit ergab Vorteile für den Kompressionsnagel. Es konnten Noten zwischen 1 und 5 vergeben werden. Patienten mit Kompressionsmarknagelung beurteilten ihre Ausheilungsergebnis mit der Durchschnittsnote 1,5 wesentlich besser als das vergleichbare Plattenkollektiv mit durchschnittlich 2,1.

Nach unseren klinischen Erfahrungen bietet die dynamische Verriegelungsmarknagelung mit Kompression bei geeigneten Frakturen deutliche Vorteile. Mit geringem operationstechnischem Mehraufwand kann unter Verwendung eines handelsüblichen AO-Marknagels eine Kompressionsosteosynthese durchgeführt werden. Durch die axiale Verspannung läßt sich, auch bei relativ dünnem Nageldurchmesser, bereits primär hohe Stabilität im Frakturbereich erzielen, wodurch es zu einer raschen Frakturheilung unter Ausbildung eines hochwertigen Kallus kommt.

Literatur

1. Hörster G, Hierholzer G, Stringl M (1982) Störungen der Knochenbruchheilung im Bereich des Oberschenkelschaftes nach biomechanisch einwandfreier Plattenosteosynthese. Hefte Unfallheilkd 158:198–203
2. Ritter G (1974) Experimentelle Untersuchung und theoretische Betrachtungen zur Biomechanik der Druckosteosynthese und Entwicklung eines neuen Druckosteosyntheseverfahrens. Habilitationsschrift, Universität Mainz
3. Ritter G, Biegler M, Ahlers J (1987) Frakturheilung unter den besonderen Bedingungen einer hochstabilen Osteosynthese mit einem neuartigen Kompressionsverriegelungsmarknagel. Hefte Unfallheilkd 189:1197–1201
4. Ritter G, Perren SM, Biegler M (1987) Die dynamische Verriegelung mit Kompression – eine besondere Möglichkeit des neuen AO-ASIF-Universalverriegelungsnagels. Kongreßband des Symposium Franco-Allemand, Cannes 08.–09.10.1987. Gerhard-Küntscher-Kreis, Frankfurt/Main
5. Ritter G (1991) Kompressionsosteosynthesen mit dem neuen AO-Universalnagel – Funktionsprinzip und biomechanische Voraussetzungen. Unfallchirurg 94:9–12
6. Rüedi T (1990) Intramedullary nailing with interlocking. Arch Orthop Trauma Surg 109:317–320

7. Sennerich T, Sutter P, Ritter G, Zapf S (1992) Computertomographische Kontrolle des Antetorsionswinkels nach Oberschenkelschaftfrakturen des Erwachsenen. Unfallchirurg 95:301–305
8. Weller S (1984) Die Marknagelung, eine instabile, aber belastbare Osteosynthese. Akt Traumatol 14:146–150

Trichter und Teleskop –
Neue einfache und präzise Verriegelungstechnik

G. Ritter

Klinik und Poliklinik für Unfallchirurgie, Universitätsklinikum Mainz, Langenbeckstr. 1, 55131 Mainz, Bundesrepublik Deutschland

Entscheidendes Problem der Verrieglungsnagelung ist immer noch das absolut exakte Anlegen der Bohrungen zum Einbringen der distalen Verriegelungsschrauben. Diese Problematik ist auch heute noch so erheblich, daß sie viele Chirurgen von der Anwendung des sonst so vorzüglichen und biomechanisch überlegenen Verriegelungsnagels abhält.

Die heute angewandten Techniken zum Bohren der Schraubenlöcher für die distale Verriegelung sind alle noch unbefriedigend. Die Hauptmängel können hier nur angedeutet werden:

Das Aufbohren der ersten Kortikalis mit einem Dreikantpfriem [3] ist nur in den gelenknahen Abschnitten mit sehr dünner Kortikalis möglich und hinterläßt einen mechanisch unbefriedigenden, meist erheblich zu großen und unrunden Bohrkanal. Der zweite Kortikalis muß ohnehin dann noch mit dem Bohrer eröffnet werden. Die Anbringung einer Zielvorrichtung unmittelbar am Bildwandler [2] ist zwar grundsätzlich sehr exakt, wegen der außerordentlich schlechten Steuerbarkeit der üblichen Röntgenbildverstärker aber ebenfalls unbefriedigend: Da die Zielvorrichtung nicht dem Knochen anliegt, führen geringste Bewegungen des Beines und des Operationstisches schon zur Verschiebung der Zieleinrichtung. Außerdem ist auch für das zweite parallele Verriegelungsloch die gleiche aufwendige Einstellbarkeit erforderlich. Bei dem neueren AO-System ist das entscheidende Problem, nämlich eine zylindrische Bohrbuchse exakt in den Röntgenstrahl auszurichten, gleich geblieben. Während des Bohrens ist für die Einhaltung der korrekten Richtung eine Röntgenaufnahme erforderlich, die Zieleinrichtung im Handgriff ist sehr klein und kaum erkennbar; die neue röntgendurchlässige Winkelbohrmaschine stellt zwar einen wesentlichen Fortschritt dar, erfordert aber während des Bohrens weitere Durchleuchtungskontrollen [1].

Bevor uns neu entwickelte Technik vorgestellt wird, soll zuerst kurz die Hauptproblematik der gebräuchlichsten Operationstechnik zum Anbringen der Verriegelungslöcher unter Verwendung einer zylindrischen Bohrbuchse und des Bildverstärkers dargestellt werden. Nach Einrichten des Bildwandlers und des Strahlenganges genau in Richtung der Verriegelungslöcher im Nagel, wobei diese sich rund abbilden (diese Grundeinstellung ist grundsätzlich für alle Verfahren erste Voraussetzung), besteht das entscheidende Problem darin, das Zentrum für den Bohrer auf der 1. Kortikalis aufzufinden. Gleichzeitig muß aber auch die Bohrbuchse in allen Ebenen exakt in den Röntgenstrahl eingerichtet werden, da es sonst nicht möglich ist, die Öffnung der Bohrbuchse mit den Löchern im Marknagel genau zur Deckung zu bringen. Diese Stellung der Bohrbuchse darf nun nicht mehr verändert werden, und sie muß auch beim Einführen des Bohrers und beim Bohren des Loches genau beibehalten werden, wobei während des Bohrvorganges mit der üblichen Technik keine Kontrolle mehr möglich ist (eine Ausnahme ist die neue, röntgendurchlässige Winkelbohrmaschine der AO, die aber auch noch den Einsatz von Röntgenstrahlen erfordert). Hinzu kommen bei vielen Nagelsystemen noch Schwierigkeiten bei der Anwendung des üblichen Instrumentariums, wobei der Bildwandler das Einführen des Bohrers und den Gebrauch einer üblichen, zu groß bauenden Bohrmaschine stark behindert.

Wir sind das Problem der distalen Verriegelungslöcher von einer anderen Perspektive aus angegangen, mit dem Ziel, nicht eine immer aufwendigere Technik zu gebrauchen, sondern möglichst wieder eine entscheidende Vereinfachung zu erreichen, wobei insbesondere auf die Reduzierung der Röntgenstrahlenbelastung für die Operateure geachtet wurde. Hierbei sind wir auf eine verblüffend einfache und sichere Methode und Operationstechnik gekommen.

Entscheidendes Prinzip des neuen Verfahrens ist die Zerlegung des großen, anfangs geschilderten komplexen Problems in zwei einfache, nacheinander zu lösende Aufgaben:

1. Auffinden und Festlegung des Zentrums für den Bohrer auf der 1. Kortikalis,
2. Festlegung und Kontrolle der Bohrrichtung exakt in Richtung des Röntgenstrahles und der Verriegelungslöcher im Nagel.

Die erste Aufgabe, nämlich das Auffinden des Zentrums für den Bohrer – und hier kann es ja nur *ein* exakt definiertes Zentrum geben –, ist plötzlich ganz einfach, wenn wir anstelle der üblichen dünnen, zylindrischen Bohrbuchse einen Trichter benutzen. In diesem Fall muß nämlich nur noch die Ausgangslösung des Trichters mit der Bohrung im Nagel auf dem Monitor des Röntgenbildverstärkers zur Deckung gebracht werden, während es, entsprechend der Trichterform, auf die Stellung des Trichters selbst überhaupt nicht mehr ankommt.

Das operative Vorgehen ist sehr einfach: Zuerst Weichteilinzision (wozu eine einfache Schablone sehr hilfreich ist), dann Einführung des Trichters bis auf den Knochen; nun wird der Bildverstärker eingeschaltet. Die Ausgangsöffnung des Trichters läßt sich jetzt sehr einfach über die Verriegelungsbohrung bringen. Wenn die Öffnung des Trichters rund und offen zu erkennen ist, so liegt sie exakt über der Verriegelungsbohrung im Nagel. Damit ist das Zentrum für den Bohrer gefunden. Dieser Zielvorgang erfordert wenige Sekunden (3 bis maximal 10 s). Diese kurze Röntgendurchleuchtung ist der einzige Vorgang, bei dem wir für das Anbringen der distalen Verriegelungslöcher noch den Bildwandler benötigen. Alle weiteren Schritte erfordern *keine* Röntgendurchleuchtung und damit entfällt die Strahlenbelastung der Operateure. Nach Ausrichten des Trichters wird der Bohrer nun mit einer Winkelbohrmaschine eingeführt, wobei es nicht auf die exakte Winkelstellung der Bohrmaschine ankommt, sondern es geht nur darum, das Zentrum anzubohren und auf diese Weise festzulegen; dazu reicht kurzes Bohren von 2–3 s aus. Nun kann der Bohrer auf dem Knochen nicht mehr abrutschen, das Zentrum für den Bohrkanal im Knochen ist festgelegt.

Die erste Aufgabe unserer neuen Operationstechnik – das Auffinden und auch das Festlegen des Zentrums – ist auf einfachste Weise gelöst.

Die Lösung der zweiten Aufgabe, nämlich das Festlegen und die Kontrolle der Bohrrichtung exakt in Richtung des Röntgenstrahles und der Verriegelungslöcher, beruht auf folgender Überlegung: Grundsätzlich ist zwar das Röntgenstrahlenbündel der von der Röntgenröhre ausgesandten Strahlen zum Bildverstärker divergierend, d.h. es ist räumlich gesehen trichterförmig. Im Zentrum besteht jedoch, ein Feld, bei welchem man von einem praktisch parallelen und damit exakt senkrecht auf den Bildverstärker auftreffenden Strahlenbündel ausgehen kann. Das bedeutet folgendes: Wenn der Knochen und ein distales Verriegelungsloch im Marknagel so auf dem Monitor eingestellt ist, daß sich die Verriegelungsbohrung irgendwo innerhalb dieses zentralen Feldes (etwa 50–60 mm Durchmesser) befindet, so müssen wir den Bohrer nur exakt senkrecht in beiden Ebenen zur Fläche des Bildverstärkers ausrichten. Dies wird dadurch erreicht, daß wir auf eine kurzbauende Winkelbohrmaschine (die ohnehin für die Anfertigung aller Verriegelungsbohrungen sinnvoll ist) über einen einfachen Schnellverschluß eine Vorrichtung ankoppeln, die aus einem ausziehbaren Teleskop, einem Handgriff und einem planen Auflageteller besteht. Mit dem Handgriff wird dieser Auflageteller über das Teleskop nun ausgezogen und zwanglos so an die Fläche des Bildverstärkers herangeführt und angelegt, daß er überall plan aufliegt. Damit ist der Bohrer exakt senkrecht zum Bildverstärker ausgerichtet. Außerdem wird durch Halten an dem Handgriff die Bohrmaschine exakt geführt; der Operateur muß also nur durch leichten Druck jetzt den Knochen durchbohren, wobei er sich um die Ausrichtung der Bohrmaschine nicht mehr kümmern muß. Dieses Ausrichten des Bohres und der Bohrmaschine über den plan am Röntgengerät anliegenden Teller ist in *beiden Ebenen* außerordentlich exakt, jede Abweichung von nur wenigen Graden aus der Achse des Röntgenstrahles bzw. des Bildverstärkers führt sofort zum erheblichen Abheben des Tellers und kann so leicht vermieden werden. Damit ist also auf einfachste Weise der Vorgang zum Bohren der Löcher in den Knochen durch die im Verriegelungsnagel vorhandenen Bohrungen hindurch beendet. Dieser Vorgang dauert ebenfalls nur wenige Sekunden länger als der einfache Bohrvorgang.

Die zweite Verriegelungsbohrung, die parallel zur ersten liegt, kann durch eine einfache Ergänzung des Instrumentariums noch weiter vereinfacht werden, worauf hier nicht näher eingegangen werden soll.

Wenn nicht, wie üblich der Bildverstärker auf der Operationsseite liegt, sondern die Röntgenröhre, kann prinzipiell die gleiche Technik zur Anwendung kommen: bei den ersten Schritten gibt es keinen Unterschied, d.h. zuerst wird der Trichter auf das Loch im Nagel ausgerichtet, der Knochen wird angebohrt und der Auflageteller mit Teleskop auf die Bohrmaschine aufgesteckt: nun wird das Teleskop ausgefahren und über den in dem Gerät vorhandenen Innentrichter auf das konische Ende der Röntgenröhre aufgesteckt. Die konische Öffnung ist so dimensioniert, daß sie auf alle üblichen Bildverstärker (Phillips BV 22, BV 25 oder auch die Siemens-Geräte) paßt. Da wir bei dieser Technik einen großen Abstand zur Bildröhre selbst haben, kann – da wir uns hier in einem zentralen Bereich des trichterförmigen Röntgenstrahlenbundes befinden – das Instrumentarium immer bestmöglich auf das Zentrum der Röntgenröhre ausgerichtet werden. Das vorgestellte Instrumentarium ist also universell anzuwenden, und zwar unabhängig sowohl von der Stellung des Bildwandlers als auch davon, ob die Operation des Patienten in Seiten- oder Rückenlage erfolgt.

Zusammenfassend bietet also die neue Operationstechnik die Möglichkeit, die Verriegelungslöcher für die Marknagelung in außerordentlich einfacher und sicherer Weise anzulegen, wobei nur 2 zusätzliche, einfache technische Hilfsmittel, nämlich eine trichterförmige Führung für den Bohrer sowie eine auf eine Winkelbohrmaschine ankoppelbare teleskopartige Führung die absolut exakte Ausrichtung des Bohrers auf die Löcher des Marknagels erlauben, wobei gleichzeitig die Röntgenstrahlenbelastung für die Operateure im Vergleich zu anderen, bisher bekannten Verfahren extrem reduziert werden kann.

Literatur

1. Höntsch D, Weller S (1991) Die distale Verriegelung von Marknägeln mit transversalen Schrauben oder Bolzen. Operat Orthop Traumatol 3:25–37
2. Kempf J (1991) Die Behandlung von Oberschenkelfrakturen mit dem Verriegelungsnagel. Operat Orthop Traumatol 3:17–24
3. Klemm K, Schellmann WD (1972) Dynamische und statische Verriegelung des Marknagels. Unfallheilkunde 568–575

Genese, Auswirkungen und Prophylaxe der Knochenmarkembolie

K. Wenda

Klinik und Poliklinik für Unfallchirurgie, Universitätsklinikum Mainz, Langenbeckstr. 1, 55131 Mainz, Bundesrepublik Deutschland

Ausgangspunkt der Untersuchungen waren die in der Literatur vielfach diskutierten intraoperativen Blutdruckabfälle bis hin zu seltenen Todesfällen bei der Implantation von Hüftendprothesen. Diese Komplikationen wurden inzwischen detailliert untersucht. Die Knochenmarkeinschwemmungen konnten in Untersuchungen mit der intraoperativen transösophagealen Echokardiographie eindrucksvoll visualisiert werden [3]. Die pulmonalen Auswirkungen können meßbar in Form eines Abfalles des arteriellen Sauerstoffpartialdruckes nachgewiesen werden (Modig et al. 1974), und operationstechnische Maßnahmen (Bohrloch, Markraumsperrer), die Knochenmarkeinschwemmungen soweit wie möglich minimieren, verhindern zumindest sicher den intraoperativen Blutdruckabfall [4].

Durch die seit Jahren geführte kontroverse Diskussion über den günstigsten Versorgungszeitpunkt für die Marknagelung von Oberschenkelfrakturen und durch Berichte über pulmonale Komplikationen auch nach Marknagelungen angeregt, entstand die Idee, daß sowohl bei Hüftprothesenimplantationen als auch bei Marknagelungen – beides Operationen, die zu Druckerhöhungen in der femoralen Markhöhle führen – die gleichen pathophysiologischen Mechanismen Auslöser von pulmonalen Komplikationen sein könnten. Mit der intraoperativen transösophagealen Echokardiographie konnten bei allen Aufbohrvorgängen sonographische Echos und z.T. mehrere Zentimeter lange Emboli bei der Passage des rechten Herzens beobachtet werden. Als Substrat der großen konfigurierten Echos konnten gemischte Emboli aus einem Knochenmarkskern mit Anlagerung von thrombotischem Material tierexperimentell identifiziert werden.

An der Auslösung von Knochenmarkembolien durch das Aufbohren besteht kein Zweifel, es stellt sich aber die Frage der klinischen Relevanz. So wird immer wieder in Diskussionen behauptet, daß man bei einer Fülle von Marknagelungen noch keine Komplikation beobachtet habe. Dagegen gibt es Publikationen über pulmonale Komplikationen insbesondere beim gleichzeitigem Thoraxtrauma. Schüller u. Gaudernak [2] berichten beispielsweise über ein Schocklungensyndrom nach Marknagelungen von Patienten mit Femurfraktur und gleichzeitigem Thoraxtrauma in 50% der Fälle. Betrachtet man die Auswirkungen von tierexperiemtell i.v. appliziertem Knochenmark, so fällt die Parallelität zu Auswirkungen des Schocks auf. Es kommt zur Thrombozytenaggregation und zur pulmonalen Beeinträchtigung. Die klinische Erfahrung zeigt, daß Komplikationen nur beim Vorliegen von Kofaktoren auftreten. Diese sind Volumenmangel bzw. Schock, gleichzeitiges Thoraxtrauma oder vorbestehende Lungenerkrankung. Alle publizierten pulmonalen Komplikationen werden aus der Gruppe der primärversorgten Patienten berichtet, also offensichtlich dann, wenn ein Volumenmangel, eine pulmonale Beeinträchtigung oder ein latenter Schock vorlag. Die pulmonale Beeinträchtigung durch die Nagelung mit Aufbohren bei Schock und Thoraxtrauma ist inzwischen von Pape et al. zweifelsfrei tierexperimentell nachgewiesen. Zusammenfassend kann aufgrund der klinischen Erfahrung festgestellt werden, daß die Folgen der Knochenmarkeinschwemmungen in der Regel sehr gut kompensiert werden, es sei denn, es liegen Kofaktoren vor. Praktisch ist es nun bei einem Frischverletzten sehr schwer einzuschätzen, ob ein latenter Schockzustand vorliegt. Die am häufigsten betroffenen jungen Patienten kompensieren einen Volumenmangel erfahrungsgemäß lange ohne klinische Auffälligkeiten. Die Lungenkontusion zeigt sich in der Thoraxaufnahme erst mit einer gewissen Zeitverzögerung. Diese Unsicherheiten zusammen mit der aufwendigen Lagerung für die Oberschenkelmarknagelung haben dazu geführt, daß die Marknagelung in der überwiegenden Mehrzahl der Kliniken verzögert nach einigen Tagen durchgeführt wird. Auch in der eigenen Klinik wird die Nagelung prinzipiell erst nach einigen Tagen Extension durchgeführt, wenn die Volumendefizite und die posttraumatischen Veränderungen kompensiert sind. Es bleibt jedoch die Frage der Versorgung des Polytraumas oder des Patienten mit gleichzeitigem Thoraxtrauma. Hierzu liegen zahlreiche Arbeiten vor, die die Vorteile der Frühversorgung nachweisen und deren Notwendigkeit belegen. Die eigenen Untersuchungen können dazu beitragen, daß die Leichtigkeit des Übertritts von Knochenmark bei nichtstabilisierten Frakturen eine Intravasation in Folge von Bewegungen erwarten läßt, die dann aufgrund der kontinuierlichen Einschwemmungen und der Quantität bei Mehrfachverletzten zur pulmonalen Beeinträchtigung bis hin zum ARDS führen. Die allgemein geforderte Primärstabilisierung bei Polytraumatisierten wird in der Mainzer Klinik in der Regel mit der biomechanisch der Marknagelung unterlegenen Plattenosteosynthese durchgeführt; andere Kliniken benutzen den Fixateur externe. Anzustreben ist die primäre Nagelung mit dünnen unaufgebohrten Verriegelungsnägeln, die sich derzeit im Versuchsstadium befindet. Wir haben in 5 geeigneten Fällen eine intraoperative transösophageale Echokardiographie bei Oberschenkelmarknagelungen ohne Aufbohren durchgeführt. Dabei konnten lediglich geringgradige Echos, aber keine konfigurierten Emboli beobachtet werden. Eine primäre Nagelung ohne Aufbohren bei Patienten mit Kofaktoren erscheint prinzipiell möglich. Es muß jedoch betont werden, daß unsere Untersuchungen mit konventionellen hohlen 11 und 12 mm Verriegelungsnägeln durchgeführt wurden; über das Ausmaß der Knochenmarkeinschwemmungen beim Einbringen von soliden Oberschenkelmarknägeln, bei denen der Volumendrängungseffekt sicherlich weitaus größer ist, können wir keine Aussage machen.

Da die Nagelung ohne Aufbohren am Oberschenkel erhebliche technische Probleme bereitet und die Gefahr der Sprengung des Knochenrohres birgt, bleibt das maßvolle Aufbohren bis höchstens 11 oder 12 mm. Hinsichtlich der Knochenmarkembolie kann aufgrund der echokardographischen Untersuchungen festgestellt werden, daß gerade die ersten beiden Bohrungen – wenn die Markhöhle noch vollständig gefüllt ist – zu erheblichen Eischwemmungen führen. Benutzt man eine distale Markraumdrainage, so wird deutlich, daß es nach dem Aufbohren wieder in die Markhöhle blutet und daß dieses gerinnungsaktivierte Blut bei den nächsten Bohrvorgängen zumindest teilweise wiederum in die Blutbahn eingeschwemmt wird. Echokardiographische Untersuchungen mit einer distalen Saugdrainage, von der wir uns eine Vermeidung der Knochenmarkeinschwemmungen versprochen hatten, haben gezeigt, daß trotz Drainage eine beträchtliche Embolisation auftreten kann; sicherlich deshalb, weil der Gesamtquerschnitt des venösen Drainagesystems immer weitaus größer ist als der eines Drainageloches. Dennoch führen wir die Drainage bei Frakturen mit langem geschlossenem Fragment durch, da so die Einschwemmungen zumindest vermindert werden.

Der Frakturtyp ist sicherlich nicht nur für die Wahl des Osteosyntheseverfahrens entscheidend, sondern auch für die Einschätzung der Gefahr der Knochenmarkembolie, die zu allen bisherigen Gesichtspunkten bei der Indikationsstellung und Wahl des Operationszeitpunktes zusätzlich Berücksichtigung finden sollte. Bei der Verwendung von dünnen Verriegelungsnägeln und maßvollem Aufbohren muß individuell und unter Berücksichtigung der Zusatzverletzungen und des Gesamtzustandes das Osteosyntheseverfahren und der Operationszeitpunkt festgelegt werden. Das Spektrum reicht vom Polytraumatisierten mit Thoraxtrauma und z.B. proximaler Oberschenkelfraktur, bei dem heute aufgrund der mit Sicherheit eintretenden Knochenmarkembolie durch das Aufbohren keine primäre Marknagelung durchgeführt werden sollte, bis hin zu langstreckigen Oberschenkeltrümmerfrakturen bei Patienten ohne Thoraxtrauma, bei denen dann, wenn sie primär versorgt werden müssen, eine Nagelung mit maßvollem Aufbohren im proximalen Fragment durchaus durchgeführt werden kann. Mit der Knochenmarkembolie ist ein weiterer Gesichtspunkt bei der Versorgung der Oberschenkelfrakturen hinzugetreten, der bei der Wahl des Osteosyntheseverfahrens und der Festlegung des Operationszeitpunktes zusammen mit dem Frak-

24

turtyp, den biomechanischen Gegebenheiten, den Zusatzverletzungen, dem Gesamt-
zustand und dem Alter des Patienten individuell berücksichtigt werden sollte.
Abschließend ist noch in bezug auf die Ergebnisse der intraoperativen Echokardiographie bei der Marknagelung des Unterschenkels zu berichten, daß weder im
Tierexperiment beim Schaf noch klinisch intraoperativ beachtenswerte sonographische Echos zu beobachten waren – insbesondere auch nicht beim Aufbohren. Dies erklärt sich dadurch, daß die Markhöhle des Unterschenkels zunächst einmal deutlich
weniger Knochenmark enthält als die des Oberschenkels. Betrachtet man die Anatomie z.b. in computertomographischen Schnitten, so zeigt sich, daß die Markhöhle des
Unterschenkels eher dreieckig geformt ist, die Markhöhle des Oberschenkels hingegen ist im diaphysären Bereich auf einer längeren Strecke rund, so daß keine Möglichkeit für einen Rückstrom des Knochenmarkes entlang dem Bohrkopf besteht. Außerdem finden sich im Bereich des Pilon tibiale keine wesentlichen Gefäßkanäle, wie
sie im suprakondylären Bereich sehr deutlich ausgebildet sind; dort ermöglichen sie
einen leichten Übertritt von Marktsubstanzen über das venöse Drainagesystem. Insgesamt erscheint das Aufbohren des Unterschenkels hinsichtlich der Knochenmarkembolie unproblematisch, da mehr Rückstrommöglichkeiten bei fehlendem venösen distalem Drainagesystem bestehen. Deshalb muß die Knochenmarkembolie bei der Indikationsstellung am Unterschenkel nicht berücksichtigt werden.

Literatur

1. Modig J, Busch G, Olerud S, Saldeen T (1974) Pulmonary microembolism during intramedullary orthopaedic trauma. Acta Anaesth Scand 18:133–143
2. Schüller W, Gaudernak T (1986) Lungenkomplikationen nach Oberschenkelmarknagelung.
   Hefte Unfallheilkd 182:273–278
3. Ulrich C, Burri C, Woersdoerfer O, Heinrich H (1986) Intraoperative transesophageal two-
   dimensional echocardiography in total hip replacement. Arch Orthop Trauma Surg
   105:274–278
4. Wenda K, Degreif J, Runkel M, Ritter G (1993) Pathogenesis and prophylaxis of circula-
   tory reactions in total hip replacement. Arch Orthop Trauma Surg (in press)

Einflüsse von Operationszeitpunkt und -verfahren auf die pulmonalen Komplikationen Polytraumatisierter

E. Soldner

Berufsgenossenschaftliche Unfallklinik, Friedberger Landstr. 430, 60389 Frankfurt, Bundesrepublik Deutschland

Kombinationsverletzungen von Oberschenkel- bzw. Unterschenkelfrakturen und Thoraxtraumen stellen häufige Verletzungsformen, insbesondere bei Polytraumatisierten, dar. Nach der Literatur liegen bei ca. 30% der Polytraumatisierten begleitende Oberschenkelfrakturen vor.

Thoraxverletzungen, insbesondere stumpfe Thoraxtraumen, die bei 45–60% der Polytraumatisierten auftreten, beeinflussen erheblich die Prognose des Schwerverletzten. Nachfolgend sollen ausschließlich Verletzungskombinationen von Thoraxtrauma und Oberschenkelfraktur unter Ausschluß der Patienten mit weiteren Verletzungen, z.B. einem Schädel-Hirn-Trauma, betrachtet werden.

Rippenserienfrakturen, der Hämatothorax sowie der Pneumothorax und die Kombination stellen sicher die häufigsten Thoraxverletzungen dar.

In der Berufsgenossenschaftlichen Unfallklinik Frankfurt am Main wurden von 1979–1983 73 Patienten, von 1984–1988 89 Patienten (insgesamt 162 Patienten) mit derartigen Verletzungen stationär behandelt.

Die stabile Osteosynthese der Oberschenkelfraktur ist unbestritten eine wichtige Maßnahme zur Stabilisierung des Gesamtzustandes des Polytraumatisierten. Seit einigen Jahren ist jedoch die Erhöhung der kardialen und pulmonalen Komplikationsrate nach intramedullärer Stabilisierung bekannt. Knochenmarkeinschwämmungen beeinträchtigen sowohl die Lungenfunktion als auch die Thrombozytenaggregation und beeinflussen die kapillare Obstruktion der Lunge. Die Erhöhung des intramedullären Druckes in der Femurmarkhöhle bei Marknagelosteosynthesen konnte von Wenda und Ritter [11, 12] nachgewiesen werden. Transösophageale Echokardiographien erbrachten den Nachweis großer Emboli.

Diese Tatsache berechtigt jedoch nicht zu einem konservativen Vorgehen bei Vorliegen von Schaftfrakturen der unteren Extremitäten, da die fehlende Stabilisierung ebenfalls zu kardiopulmonalen Komplikationen bis hin zum multiplen Organversagen führen kann.

Eine Stabilisierung der unteren Extremitäten kann somit primär mit einem Fixateur externe erfolgen, der in einer späteren Phase nach Konsolidierung des Allgemeinzustandes durch einen Verriegelungsnagel ersetzt wird. Als weitere Maßnahme kommt die Versorgung durch eine Plattenosteosynthese in Frage.

Von 1979–1983 wurden 56,2% der Oberschenkelfrakturen mit begleitendem Thoraxtrauma sofort versorgt, 26% innerhalb der 1. Woche und 17,8% nach dem 8. Tag nach Unfall. Von 1984–1988 wurden 70,8% der Oberschenkelfrakturen sofort versorgt, 19,1% innerhalb der 1. Woche und 10,1% später als 1 Woche nach dem Unfall.

Während in den Jahren 1979–1983 in unserer Klinik 75,6% der sofort versorgten Oberschenkelfrakturen durch eine intramedulläre Osteosynthese stabilisiert wurden,

wurden 19,5% primär durch eine Plattenosteosynthese und 4,9% durch einen Fixateur externe osteosynthetisch versorgt.

Im 2. Untersuchungszeitraum (1984–1988) wurden dagegen nur noch in 17,5% der Sofortversorgung eine intramedulläre Osteosynthese vorgenommen, dagegen in 28,6% eine Plattenosteosynthese und in 53,9% eine primäre Stabilisierung durch einen Fixateur externe.

Dies bedeutet, daß in den Jahren 1979–1983 in unserer Klinik überwiegend eine primäre Stabilisierung mit Verriegelungsnagel erfolgte, während seit 1984 die Indikation zur primären Osteosynthese mit einem Verriegelungsnagel deutlich zurückhaltender gestellt wurde.

Bei einer pulmonalen Komplikationsrate von 26% bei 162 Patienten mit Oberschenkelfrakturen und gleichzeitigem Thoraxtrauma konnte ein deutlicher Rückgang der tödlichen Komplikation durch Umstellung des Therapieschemas erreicht werden. Während es von 1979–1983 bei 83 Patienten mit Oberschenkelfrakturen und begleitendem Thoraxtrauma in 12,3% zu tödlichen Komplikationen kam, ließen sich diese von 1984–1988 nur noch in 6,8% der Fälle (bei insgesamt 89 Patienten) nachweisen.

Insbesondere bei den sofort stabilisierenden Patienten ließ sich ein deutlicher Rückgang der tödlichen Komplikationen durch Änderung des Therapiekonzeptes nachweisen.

Bei Vorliegen einer Kombinationsverletzung von Schaftfrakturen der unteren Extremitäten und gleichzeitigem Thoraxtrauma führen wir bevorzugt eine Stabilisierung mit einer Plattenosteosynthese durch. Diese Versorgung sollte zum frühestmöglichen Zeitpunkt nach Konsolidierung des Allgemeinzustandes des Verletzten erfolgen.

Literatur

1. Arzinger-Jonasch H (1986) Die Behandlung der Oberschenkelbrüche bei Mehrfachverletzten. Hefte Unfallheilkd 182:292–295
2. Brug E, Pennig D, Gähler R, Haeske-Seeberg H (1988) Polytrauma und Femurfraktur. Akt Traumatol 18:125–128
3. Ecke H, Faupel L, Quoika P (1985) Gedanken zum Zeitpunkt der Operation bei Frakturen des Oberschenkelknochens. Unfallchirurgie 11:104–109
4. Konold P (1985) Die aufgeschobene operative Versorgung isolierter geschlossener Femurschaftbrüche beim Erwachsenen. Akt Traumatol 15:104–109
5. Kwasny O, Orthner E, Hertz H (1986) Der Stellenwert der Primärstabilisierung von Oberschenkelfrakturen bei einfach- und mehrfachverletzten Patienten. Akt Traumatol 16:55–57
6. Nast-Kolb D, Keßler S, Duswald K-H, Betz A, Schweiberer L (1986) Extremitätenverletzungen polytraumatisierter Patienten: stufengerechte Behandlung. Unfallchirurg 86:149–154
7. Nast-Kolb D, Waydhaas Ch, Jochum M, Spannagel M, Duswald K-H, Schweiberer L (1990) Günstigster Operationszeitpunkt für die Versorgung Femurschaftfrakturen beim Polytrauma? Chirurg 61:259–265
8. Schüller W, Gaudernak T (1986) Lungenkomplikationen nach Oberschenkel-Marknagelung. Hefte Unfallheilkd 183:273–278
9. Tscherne H, Nerlich ML, Sturm JA (1988) Der schwerverletzte Patient – Prioritäten und Management. Hefte Unfallheilkd 200:394–410
10. Wenda K, Henrichs KJ, Biegler M, Erbel R (1989) Nachweis von Markembolien während Oberschenkelmarknagelungen mittels transösophagealer Echokardiographie. Unfallchirurgie 15:73–76

11. Wenda K, Ritter G, Degreif K, Rudigier J (1988) Zur Genese pulmonaler Komplikationen nach Marknagelosteosynthesen. Unfallchirurg 91:432–435
12. Wenda K, Ritter G, Ahlers J, Issendorff WD von (1990) Nachweis und Effekte von Knochenmarkeinschwemmungen bei Operation im Bereich der Femurmarkhöhle. Unfallchirurg 93:56–61
13. Wentzensen A, Evers KH (1988) Versorgungsstrategie von Mahrfachfrakturen langer Röhrenknochen im Rahmen des Polytraumas. Akt Traumatol 18:2–6

Prä- und perioperative Mediatorenfreisetzung nach Oberschenkelfraktur beim Polytrauma

D. Nast-Kolb

Chirurgische Universitätsklinik München Innenstadt, Nußbaumstr. 20, 80336 München, Bundesrepublik Deutschland

Noch vor wenigen Jahren wurde überwiegend, insbesondere im angloamerikanischen Schrifttum, eine frühzeitige, innerhalb der ersten Stunden durchzuführende intramedulläre Stabilisierung der Femurschaftfraktur beim Polytraumatisierten gefordert. Wie jedoch eine Analyse der diesbezüglichen Publikationen aufzeigte [8], konnte keine einzige der am häufigsten zitierten retrospektiven Studien [4–6, 10, 11] tatsächlich einen Vorteil der sofortigen Frühversorgung gegenüber einer verzögerten operativen Behandlung innerhalb der ersten Tage nachweisen. Die einzige prospektive Untersuchung [3], welche einen Vorteil der Primäroperation – ohne Einfluß auf die Letalität – aufzeigen konnte, beinhaltete eine Kollektiv relativ leicht Verletzter (mittlerer HTI-ISS [1]:32 Punkte). Dagegen wurden in einer Reihe von Publikationen Probleme und Gefahren der Marknagelung herausgestellt: Neben massiven intramedullären Druckerhöhungen während des Aufbohrens [12] konnten dabei auftretende Mikro- und Makroembolisation tierexperimentell und klinisch durch transösophageale Ultraschalluntersuchungen [13] nachgewiesen werden.

Ein Hauptargument der Befürworter der Frühosteosynthese war, daß es während der alternativ zunächst durchzuführenden Extensionsbehandlung zu einer fortgesetzten Freisetzung von Mediatoren kommen würde. Doch ist uns keine Untersuchung bekannt, die diese Mediatorenfreisetzung tatsächlich nachgwiesen hatte.

Wir konnten in einer prospektiv durchgeführten Polytraumastudie an 100 Patienten (mittlerer ISS [2]: 37 Punkte) aufzeigen, daß eine Reihe von biochemischen Faktoren (PMN-Elastase, Kathepsin B, Laktat, CRP, Neopterin, AT III), teilweise bereits ab Klinikaufnahme, signifikant zwischen sekundär Versterbenden sowie Überlebenden mit und ohne Organversagen unterschied [9]. Gleichzeitig konnte für alle untersuchten Mediatoren ein dreiphasiger Verlauf aufgezeigt werden [7]: Innerhalb der ersten Stunden nach dem Trauma kam es zu einer maximalen Aktivierung sämtlicher humoraler und zellulärer Systeme. Ab dem 2. Tag zeigte sich bei allen Patienten ein Rückgang der primären Mediatorenfreisetzung bzw. ein Wiederanstieg der zunächst erniedrigten Plasmaspiegel. Ab dem 4. Tag normalisierten sich die Parameter bei unkompliziertem Verlauf, während sie bei den Patienten, die im weiteren Verlauf ein Organversagen erlitten, im pathologischen Bereich verblieben.

Von den 100 Patienten (mittlerer ISS: 37 Punkte, Letalität: 16%) wiesen 62 ein Thoraxtrauma auf (mittlerer ISS: 39 Punkte, Letalität: 21%). 36 Patienten hatten eine Femurfraktur (mittlerer ISS: 40 Punkte, Letalität: 22%). Die schlechteste Prognose stellte sich für die Kombination von Thorax- und Oberschenkelverletzung heraus (mittlerer ISS: 47 Punkte, Letalität: 37%).

Innerhalb dieses Patientenkollektivs konnten 9 Primärversorgungen (1 Marknagelung, 2 Fixateur-externe- und 6 Plattenosteosynthesen) 21 Sekundärversorgungen (überwiegend Marknagelungen) gegenübergestellt werden. Die Gruppe der Frühversorgten wies einen etwas niedrigeren Schweregrad sowie ein geringeres Durchschnittsalter (mittlerer ISS: 36 Punkte, 29 Jahre) auf als die Sekundärversorgten (mittlerer ISS: 42 Punkte, 37 Jahre). Bei gleicher Letalität (1 von 9 bzw. 2 von 21) entwickelten 3 Patienten nach früher Osteosynthese ein respiratorisches Versagen, während nach verzögertem Operationszeitpunkt kein einziger Patient im weiteren Verlauf eine derartige Störung aufwies.

Für diese beiden Gruppen mit primärer und sekundärer Oberschenkelstabilisierung wurden die Plasmaspiegel der eingangs beschriebenen, klinisch relevanten biochemischen Faktoren über den 14tägigen Untersuchungszeitraum dargestellt. Dabei zeigten sich keinerlei signifikanten Unterschiede zwischen den beiden Gruppen, insbesondere war während der primären Extensionsphase der Sekundärversorgten keine vermehrte Mediatorenfreisetzung nachweisbar.

Am Beispiel der PMN-Elastase-Freisetzung wurde weiterhin bei 2 Patienten überprüft, ob sich während der Femurextension eine vermehrte lokale Freisetzung nachweisen läßt. Bei 15 gleichzeitigen Blutentnahmen aus der V. femoralis des betroffenen Beines im Vergleich zur V. femoralis der Gegenseite, sowie aus dem arteriellen Kreislauf für 15 Meßpunkte ergaben sich identische Plasmaspiegel.

Dagegen konnten perioperativ durchgeführte Messungen bei 18 sekundären Marknagelosteosynthesen einen signifikanten postoperativen Mediatorenanstieg demonstrieren. Damit konnte nachgewiesen werden, daß die intramedulläre Stabilisierung der Oberschenkelfraktur ein additives Trauma im Sinne des traumatisch-hämorrhagischen Schockgeschehens darstellt.

Aufgrund unserer Untersuchungen und der Erkenntnisse anderer Arbeitsgruppen ergeben sich für folgende Schlußfolgerungen bezüglich der Versorgung der Oberschenkelfraktur beim Polytrauma: Die Marknagelung der Oberschenkelfraktur bedeutet eine zusätzliche Schädigung der Lunge, zum einen durch beim Aufbohren ausgeschwemmte Emboli, zum anderen durch perioperativ zusätzlich freigesetzte, für das respiratorische Versagen pathogenetische Mediatoren. Damit muß beim schweren Polytrauma, insbesondere mit Thoraxbeteiligung, entschieden vor einer primären Marknagelung gewarnt werden. Abzuwarten bleibt hierbei, inwieweit die gerade eingeführte Verwendung von kompakten Marknägeln ohne Aufbohrung evtl. diesbezüglich neue Erkenntnisse erbringen wird. Während der ohnehin maximalen Aktivierung sämtlicher humoraler und zellulärer Systeme innerhalb der ersten 12 h kann eine zusätzliche operativ bedingte Mediatorenfreisetzung zur Dekompensation und damit zu einer zusätzlichen Gefährdung des Patienten führen. Als günstigster Operationszeitpunkt für eine intramedulläre Stabilisierung hat sich uns die frühsekundäre Erholungsphase zwischen dem 2. und 4. Tag herausgestellt. Erweist sich der Patient in diesem Zeitraum aufgrund klinischer Untersuchungen oder aber auch durch anhaltend hohe Mediatorenspiegel als gefährdet und nicht operationsfähig für einen belastenden Eingriff, so sollte aus pflegerischen und organisatorischen Gründen nicht weiter abgewartet werden, sondern im Sinne einer Minimalosteosynthese eine Fixateur-externe-Stabilisierung durchgeführt werden. Wir ziehen dieses Behandlungsvorgehen der alternativen sofortigen Versorgung mittels Fixateur externe vor, da wir zum einen durch die kurzzeitige Femurextension weder klinisch noch biomechanische Nachteile gesehen haben und zum anderen mit wesentlich gerigerem Risiko bei einem Großteil unserer Patienten das biomechanisch günstigste Verfahren zur Behandlung der Oberschenkelfraktur innerhalb der ersten 4 Tage anwenden können.

Literatur

1. Am College Surgeons (1980) Field categorization of trauma patients and Hospital Trauma Index. Bull Coll Surg 65:28
2. Baker SP, O'Neill B, Haddon W, Long WB (1974) The injury severity score: a method for describing patients with multiple injuries and evaluating emergency care. J Trauma 14:187
3. Bone LB, Johnson KD, Weigelt J, Scheinberg R (1989) Early versus delayed stabilization of femoral fractures. J Bone Joint Surg 71:336
4. Goris RJA, Gimbrere JSF, van Niekerk JLM, Schoots FJ, Booy LHD (1982) Early osteosynthesis and prophylactic mechanical ventilation in the multitrauma patient. J Trauma 22:895
5. Johnson KD, Cadambi A, Seibert GB (1985) Incidence of adult respiratory distress syndrome in patients with multiple musculosketal injuries: effect of early operative stabilization of fractures. J Trauma 25:375
6. Meek RN, Vivoda EE, Pirani S (1986) Comparison of mortality of patients with multiple injuries according to type of fracture treatment – a retrospective age – and injury-matched series. Injury 17:2
7. Nast-Kolb D, Jochum M, Waydhas Ch, Schweiberer L (1991) Die klinische Wertigkeit biochemischer Faktoren beim Polytrauma. Springer, Berlin Heidelberg New York Tokyo Hefte Unfallheilkd (Bd 215)
8. Nast-Kolb D, Waydhas Ch, Jochum M, Spannagl M, Duswald KH, Schweiberer L (1990) Günstigster Operationszeitpunkt für die Versorgung von Femurschaftfrakturen beim Polytrauma. Chirurg 61:259
9. Nast-Kolb D, Waydhas C, Jochum M et al. (1992) Biochemische Faktoren als objektive Parameter zur Prognoseschätzung beim Polytrauma. Unfallchirurg 95:59
10. Riska EB, Myllynen P (1982) Fat embolism in patients with multiple injuries. J Trauma 22:891
11. Seibel R, Laduca J, Hasset JM, Babikian G, Mills B, Border D, Border JR (1985) Blunt multiple trauma (ISS 36), femur traction, and the pulmonary failure-spetic state. Ann Surg 202:283
12. Stürmer KM, Schuchardt W (1980) Neue Aspekte der gedeckten Marknagelung und des Aufbohrens der Markhöhle im Tierexperiment. Unfallheilkunde 83:346
13. Wenda K, Ritter G, Degreif J, Rudigier J (1988) Zur Genese pulmonaler Komplikationen nach Marknagelosteosynthesen. Unfallchirurg 91:432

Auswirkungen der Oberschenkelmarknagelung nach schwerem Trauma auf die Lungenfunktion – Klinische und experimentelle Ergebnisse

H.-C. Pape[1], J. A. Sturm[2], G. Regel[1] und H. Tscherne[1]

[1] Medizinische Hochschule, Unfallchirurgische Klinik,
Konstanty-Gutschow-Str. 8, 30625 Hannover, Bundesrepublik Deutschland
[2] Unfallchirurgische Klinik, Kreiskrankenhaus Detmold, Röntgenstr., 32756 Detmold,
Bundesrepublik Deutschland

Einleitung

Die Entwicklung eines posttraumatischen Lungenversagens (ARDS) nach Polytrauma stellt nach wie vor eine schwere Komplikation dar. Grundsätzlich gilt die primäre Frakturversorgung bei Mehrfachverletzung als präventive Maßnahme zur Reduktion infektiöser Komplikationen, der Beatmungsdauer und insbesondere der ARDS-Inzidenz. Allerdings sind in der Vergangenheit Fälle bekannt geworden bei denen eine frühe Versorgung einer Oberschenkelschaftfraktur durch Oberschenkelmarknagelung (OSMN) negative Auswirkungen auf die Lungenfunktion hat [3].

Wird beim Polytrauma mit zusätzlicher Lungenkontusion, die als solche ein erhebliches ARDS-Risiko birgt, eine primäre OSMN durchgeführt, so ist es in der Vergangenheit zu vermehrter ARDS-Entwicklung häufig mit letalem Ausgang gekommen.

Wir untersuchten deshalb Mechanismen, die bei schwerem Trauma nach OSMN zu pulmonaler Beeinträchtigung führen könnten, am Tiermodell. Hieraus sich entwickelnde alternative Marknagelverfahren wurden ebenfalls klinisch untersucht.

Studie I

Zunächst wurde im Rahmen einer Thorakotomie eine Lungenlymphfistel präpariert. Die Lungenlymphe wurde mittels eines Silastic-Katheters abgeleitet und halbstündlich in heparisierten Röhrchen gesammelt, sofort zentrifugiert und tiefgefroren. Protein wurde in Plasma und Lymphe gleichzeitig zur Berechnung des Lymph-Plasma-Verhältnisses, der Proteinclearance bestimmt (*Ql* Lymphfluß, ml/30 min; *cle* Protein clearance).

Hämodynamik: In die rechte A. und V. femoralis, d.h. kontralateral zur Seite der OSMN, wurden Dauerkatheter implantiert, um blutige systemische Druckmessung, Infusionstherapie und die Entblutung zur Induktion eines hämorrhagischen Schocks durchzuführen.

Durch die V. jugularis externa wurde ein Katheter in die A. pulmonalis (Edwards Modell 93a–131–97) zur Messung des Pulmonalarteriendrucks (*Pap*) eingeführt.

Gruppe A

Tag 1:   Thorakotomie, Lymphfistelpräparation, hämorrhagischer Schock, 2 h 50 mmHg, Lungenkontusion rechts, Mittel- und Unterlappen, Extubation
Tag 2:   Erholung
Tag 3:   Femurmarknagelung (13 mm Durchmesser), rechter Femur nach Aufbohrung

Gruppe B

Tag 1:   Thorakotomie, Lymphfistelpräparation, Extubation
Tag 2:   Erholung
Tag 3:   Femurmarknagelung (13 mm Durchmesser), rechter Femur nach Aufbohrung

Ergebnisse

Tag 1	vor Operation		nach Operation		Tag 3 vor OSMN		nach OSMN	
	Gr. A	Gr. B	Gr. A	Gr. B	Gr. A	Gr. B	Gr. A	Gr. B
Pap	19,33	20,11	20,08	21,00	24,23	20,12	28,62[a]	21,03
QL	3,54	2,20	3,78	2,00	7,22	2,99	16,47[a]	3,93
Clea	3,03	1,40	2,62	1,33	3,77	1,96	8,56[a]	2,46

[a] ($p < 0,05$).

1. Lungenfunktion: Es zeigte sich eine signifikant schlechtere Lungenfunktion (höherer Lymphfluß, stärker gestörte Gefäßpermeabilität) bei Tieren der Gruppe A.

2. Pulmonale Hämodynamik: Der Pulmonalarteriendruck stieg in beiden Gruppen signifikant nach Marknagelung an. Das ging einher mit einem Anstieg der zentralvenösen Triglyceride.

Studie II

Die Auswirkung eines alternativen Marknagelverfahrens wurden ebenfalls am 3-Tagesmodell untersucht. Tiere der Gruppe A wurden mit einer neu erstellten Gruppe verglichen:

Gruppe C

Tag 1: Thorakotomie, Lymphfistelpräparation, hämorrhagischer Schock, 2 h
         50 mmHg, Lungenkontusion rechts, Mittel- und Unterlappen, Extubation
Tag 2: Erholung
Tag 3: Femurmarknaglung (9 mm Durchmesser), rechter Femur ohne Aufbohrung

Ergebnisse

1. *Lungenfunktion:* Die Tiere mit Schock und Lungenkontusion und unaufgebohrter Marknagelung zeigten keine pulmonale Verschlechterung, im Gegensatz zu denen mit aufgebohrtem Nagelverfahren (keinen Lymphflußanstieg, keinen Permeabilitätsschäden).

2. *Pulmonale Hämodynamik:* Bei aufgebohrter Marknagelung war kein pulmonalarterieller Druckanstieg zu sehen, nach OSMN stiegen die zentralvenösen Triglyceride nicht an.

Studie III

Polytraumatisierten Patienten mit Oberschenkelschaftbruch und primärer OSMN (< 24 h nach Trauma) wurde präoperativ eine Swan-Ganz-Pulmonalarterienkatheter eingebrachte. Die Oxygenierung wurde mittels des Horovitz-Quotienten bestimmt (p_aO_2/FiO_2). 2 Gruppen wurden unterschieden:

Gruppe AMN: Aufgebohrte Femurnagelung (12–14 mm Durchmesser).

Gruppe UMN: *Unaufgebohrte Nagelung mit 9 mm Solidnagel.*

Ergebnisse

Die demographischen Daten verteilen sich wie folgt:

	Gruppe AO	Gruppe UMN
Verletzungsschwere (PTS)		
– allgemein	33,4 ± 4,4	29.8 ± 5,1
– Thorax (PTS)	0,3 ± 0,3	1.4 ± 0,8
Alter (Jahre)	26,7 ± 3,2	28,6 ± 5,3
Operationszeitpunkt (h)	3,4 ± 5,3	2,4 ± 6,1
Beatmungsdauer (Tage)	7,4 ± 4,1	5,8 ± 2,7
Intensivdauer	9,5 ± 8,6	7,1 ± 5,4

Horovitz-Quotient (p_aO_2/FiO_2)

	Präoperativ	Bohrung	OSMN	30–60 min	1. Tag
AMN	353 ± 20	276 ± 41	287 ± 35	260 ± 48	256 ± 35
UMN	377 ± 23	–	371 ± 35	444 ± 45	454 ± 39

Pulmonalarterieller Druck, systollisch (Pap, mmHg)

	Präoperativ	Bohrung	OSMN	30–60 min	1. Tag	2. Tag
AMN	24,4 ± 3	37,1 ± 3	35 ± 2,5	31,8 ± 2,7	25,3 ± 3,7	24 ± 1
UMN	25,6 ± 4,1	–	26,2 ± 3,1	27,4 ± 4,1	25 ± 3,8	26 ± 4

1. *Lungenfunktion*: Bei Patienten mit aufgebohrter Marknagelung kam es zu deutlich schlechterer Oxygenierung intra- und postoperativ.

2. *Pulmonale Hämodynamik*: Der pulmonalarterielle Druck stieg nur bei Patienten mit aufgebohrter OSMN an; bei unaufgebohrter Marknagelung war intra- und postoperativ keine Drucksteigerung nachweisbar.

Diskussion

Im Rahmen der Behandlung schwerverletzter Patienten hat sich die Frühphase als besonders wichtig für die Prävention einer ARDS-Entwicklung herausgestellt. In diesem Zeitraum ist der Schweregrad einer Lungenkontusion schwer zu beurteilen, weitere Blutungsquellen bei persistierender Instabilität können auftreten, und die humoralen/zellulären Systeme sind erheblich aktiviert [1]. Aus unseren Untersuchungen geht hervor, daß eine Oberschenkelmarknagelung zu eine Belastung der Lungenhämodynamik und letzlich der Lungenfunktion führt. Besteht eine Vorschädigung der Lunge, wie durch hämorrhagischen Schock und Lungenkontusion (Gruppe A), so entwickelt sich ein manifester Permeabilitätsschaden der Lunge (Lymphfluß). Diese zusätzliche pulmonale Schädigung ist bei Wahl des unaufgebohrten Marknagelverfahrens vermeidbar. Bei den Untersuchungen an polytraumatisierten Patienten fanden wir ebenfalls eine pulmonale Funktionsstörung.

Die Aufbohrung des Markraums und die damit verbundene Fettfreisetzung ist als wichtiger pathogenetischer Faktor zu werten [4]. Denkbar ist eine direkte Gefäßverlegung durch den/die Emboli. Experimentell konnte nachgewiesen werden, daß reine Triglycerideinschwemmungen keine pulmonale Funktionsstörung hervorrufen. Hingegen kommt es zu einem Abbau des Triglyceride zu freien Fettsäuren, die wiederum eine deutliche Kapillarpermeabilitätsstörung erzeugen können. Die Aktivierung von Granulozyten steht generell bei der Entwicklung eines ARDS im Vordergrund [1]. Ähnliche Stimulationsmechanismen fanden wir v.a. bei aufgebohrter Marknagelung (Daten hier nicht aufgeführt), in morphologischen Studien konnte eine Rekrutierung von Granulozyten nach Fetteinschwemmung mit begleitender Kapillarpermeabilitätsstörung eindeutig nachgewiesen werden [2].

Eine rein mechanische Verlegung der pulmonalen Strombahn als Ursache des pulmonalarteriellen Druckanstiegs ist unwahrscheinlich. Aufgrund des geringen Widerstandes des pulmonalen Gefäßsystems von 11 pa · ml^{-1} · s im Vergleich zu anderen Organen (z.B. Niere: 740 Pa · ml^{-1} · s) ist eine rein mechanische Obstruktion nicht als alleinige Erklärung der gemessenen Pulmonalarteriendrucksteigerungen zu werten. Weitere Faktoren sind die reflektorische pulmonale Autoregulation sowie eine mögliche Freisetzung vasoaktiver Substanzen (Thromboxan) durch den hypoxischen Reiz, der letzte Mechanismus konnte experimentell nachgewiesen werden.

Die unaufgebohrte Femurmarknagelung könnte, wenn biomechanische Kriterien einen klinischen Einsatz rechtfertigen, bei kritischer Lungenfunktion im Rahmen der Mehrfachverletzung eine sinnvolle Alternative zur aufgebohrten Marknagelung darstellen.

Literatur

1. Dwenger A, Regel G, Schweitzer G (1986) Pathomechanisms of the adult respiratory distress syndrome (ARDS) – Chemiluminescence analysis of polymorphonuclear leucocytes. Fresenius Z Anal Chem 324:360
2. Jacobovitz-Derks D, Derks C (1957) Fat embolism in dogs. Am J Pathol 95:1–29
3. Peltier LF (1952) Fat embolism following intramedullary nailing. Surgery 32:19
4. Wenda K, Ritter G, Degreif J, Rudigier J (1988) Zur Genese pulmonaler Komplikationen nach Marknagelosteosynthesen. Unfallchirurg 91:432

Sekundäre Marknagelung

M. Börner und H.-G. Knöll

Berufgenossenschaftliche Unfallklinik, Friedberger Landstr. 430, 60389 Frankfurt, Bundesrepublik Deutschland

Art und Zeitpunkt der operativen Stabilisierung von Oberschenkelschaftfrakturen werden von zahlreichen Faktoren bestimmt. Dazu gehören neben Frakturtyp und -lokalisation, Form und Ausmaß der Weichteilverletzung sowie die Anzahl und Schwere der Begleitverletzungen.

1980 veröffentlichten Ecke et al. Behandlungsergebnisse aus einer AO-Sammelstudie von 1127 Patienten mit Oberschenkelschaftbrüchen aus der Bundesrepublik Deutschland und der Schweiz. Während in der Schweiz die primäre operative Versorgung in über 50% der Fälle erfolgte, wurde in Deutschland die primäre Versorgung nur in 20% – vorwiegend bei offenen Frakturen – bevorzugt. Bei 50% der Fälle hatte es sich in Deutschland um polytraumatisierte Patienten gehandelt; in der

Schweiz nur um 30%. Die Komplikationsrate war, obgleich insgesamt gering, in dem Schweizer Kollektiv um 13% höher, so daß daraus 1980 der Schluß gezogen wurde, die sekundäre Versorgung der Oberschenkelschaftfrakturen zu favorisieren. 1986 jedoch konnten Ecke u. Faupel [2] über die Auswertung von 1257 Patienten mit solitären Oberschenkelbrüchen berichten. Diese Auswertung erfolgte unter besonderer Berücksichtigung respiratorischer sowie kardialer Vorerkrankungen, Adipositas und Diabetes. Diese Ergebnisse zeigten eindeutig, daß dei Primärversorgung der Oberschenkelfrakturen sich wesentlich günstiger auswirkte als eine aufgeschobene Versorgung; so nahm z.B. die kardiale Komplikation mit zunehmendem Abstand vom Trauma zu.

Siebert u. Rüger [5] sowie Sturm konnten in getrennten Arbeiten anhand ihrer Ergebnisse berichten, daß bei sekundär oder konservativ versorgten Oberschenkelfrakturen als Hauptkomplikation das Multiorganversagen auftrat; d.h. daß das Multiorganversagen offensichtlich bei primärer Oberschenkelosteosynthese seltener vorkam. Sie empfahlen somit die primäre Behandlung der Oberschenkelschaftfraktur; einzig und allein in der Schweregruppe IV, v.a. beim Vorliegen eines Thoraxtraumas, sollte die primäre Versorgung nicht erfolgen. Beide konnten nachweisen, daß bei einer frühestmöglichen Versorgung einer Femurfraktur, d.h. innerhalb der ersten 24–48 h posttraumatische pulmponale Insuffizienz und Embolie bei Mehrfachverletzen mit Extremitätenfrakturen verhindert werden konnten.

Eine Auswertung von 309 Oberschenkelschaftfrakturen in der Berufsgenossenschaftlichen Unfallklinik Frankfurt am Main [4] ergab, daß in 70,8% der Fälle die Sofortversorgung, in 18% die Versorgung innerhalb von 2–7 Tagen nach dem Unfall, in 2% nach dem 8. Tag erfolgte. Komplikationen (lokale und allgemeine) traten bei der Sofortversorgung in 2,4% der Fälle auf, bei allen anderen später versorgten Femurschaftfrakturen betrug die Komplikationsrate 9%. Auch bei den Ergebnissen zeichnete sich die Sofortversorgung aus. Einzig und allein bei Patienten mit einem Polytrauma, die primär versorgt wurden, waren die Ergebnisse schlechter, so daß bei der Kombination Oberschenkelschaftfraktur und Thoraxtrauma die Sekundärversorgung anzustreben ist.

Bei einer Oberschenkelfraktur mit Weichteilschädigung stehen z.B. nach Umwandlung der offenen in eine geschlossene Fraktur folgende primäre Versorgungsformen, ebenso bei der Erstversorgung, an:

1. konservative Behandlung,
2. Frakturstabilisierung mittels Hilfe des Fixateur externe.

Vorteile des Fixateur externe sind einfache Reposition im Akutstadium, sichere Retension, leichte Korrekturmöglichkeit und sekundäres Umsteigen auf ein internes Osteosyntheseverfahren. Mit einem Fixateur externe kann in vielen Fällen eine endgültige knöcherne Ausheilung erreicht werden; oft findet sich jedoch eine ausgesprochen verzögerte oder ausbleibende Ausheilung als Ursache problematischer Frakturformen bzw. biomechanischer Faktoren.

In Abhängigkeit vom Allgemeinzustand des Patienten, Art, Schwere und Anzahl seiner Verletzungen, die auf die jeweilige Fraktur bezogene Dringlichkeit der Weiterversorgung und die Reihenfolge der späteren Operationsmaßnahmen muß das Behandlungskonzept evtl. abgestimmt werden. Der Verfahrenswechsel kann im Sinne eine *frühen* bzw. *späten* Verfahrenswechsel erfolgen.

Der *frühe Verfahrenswechsel* erfolgt meist innerhalb der ersten 2 Wochen nach dem Unfall; in der Regel einzeitig, d.h. also ohne Zwischenschaltung eines Sicherheitsintervalles. Das Risiko eines frühen Verfahrenswechsels ist also gering anzusehen, wenn für eine präoperative Antibiotikagabe mit Entnahme eines Wundabstrichs und ausreichender Drainage von Marknagel bzw. Plattenlage gesorgt wird.

Beim *späten Verfahrenswechsel* also später als 2–3 Wochen nach Unfall, empfiehlt sich die Zwischenschaltung eines osteosynthesefreien Intervalles, damit die Hautdurchtrittsstellen der Fixateur-externe-Stäbe abheilen können. Beim späten Verfahrenswechsel ist streng auf Reizzustände bzw. eine Pin-trac-Infektion zu achten, da dadurch das Risiko des Umsteigens deutlich höher anzusiedeln ist und somit die Indikation für ein internes Osteosyntheseverfahren zu überdenken ist. Anhand eigener Erfahrungen und auch anderer Kliniken zeigte sich, daß der späte Verfahrenswechsel gegenüber dem frühen Umsteigen zu Komplikationen wie Infektion bzw. Pseudarthrosenbildungen führt. Ein frühzeitiger Verfahrenswechsel nach Fixateur externe beim Polytraumatisierten sollte daher die Regel sein und schon während der Primärversorgung sollte das therapeutische Konzept bezüglich der weiteren operativen Planung Berücksichtigung finden.

Literatur

1. Ahlers I, Ritter G, Weigand H (1983) Die Marknagelung als Sekundäreingriff nach vorausgegangener Anwendung des Fixateur externe. Unfallchirurghie 9:83–91
2. Ecke H, Faupel L (1986) Allgemeine Komplikationen nach Operationen an Oberschenkelschaft und Behandlungsergebnisse. Hefte Unfallheilkd 182:261–263
3. Kroitzsch U, Egkher E, Schultz A (1990) Überlegungen zum Zeitpunkt des Verfahrenswechsels nach mit Fixateur externe versorgten offenen Frakturen. Hefte Unfallheilkd 211:253–255
4. Schnettler R, Börner M (1991) Management bei offenen Defektfrakturen. Chir Praxis 43:63–77
5. Siebert H, Rüger I (1986) Die aufgeschobene Behandlung der Oberschenkelschaftbrüche bei Mehrfachverletzten: Ergebnisse, Früh- und Spätkomplikationen. Hefte Unfallheilkd 182:263–268
6. Siebert H, Kron H, Pannike A (1982) Zur Wahl der definitiven Versorgung von Extremitätenverletzungen bei Mehrfachverletzten. Unfallchirurgie 8:399–404
7. Weise K, Karnatz N (1989) Umsteigen vom Fixateur extrene und wann beim Polytraumatisierten. Langenbecks Arch Chir Suppl 2 (Kongressbericht 1989):451–457

Beeinflussung der pulmonalen Hämodynamik durch metabolische Veränderungen bei der Unterschenkelmarknagelung

W. Strecker[1], O. Gonschorek[1], U. Brückner[2], D. Berger[2],M. Marzinzig[2] und W. Fleischmann[1]

[1] Abteilung für Unfallchirurgie, Hand-, Plastische- und Wiederherstellungschirurgie und [2] Abteilung für Allgemeinchirurgie, Universitätsklinikum Ulm, Steinhövelstr. 9, 89075 Ulm, Bundesrepublik Deutschland

Einleitung

Die Vorteile der operativen Frühversorgung von Frakturen langer Röhrenknochen beim Polytraumatisierten sind gut belegt [3]. Während intramedulläre Osteosynthesetechniken deutliche operationstechnische, biomechanische und pflegerische Vorteile bieten gegenüber den entsprechenden Alternativverfahren, sind sie andererseits mit spezifischen Nachteilen, wie dem Fettemboliesyndrom, behaftet [7].

In einer AO-Sammelstudie von Ecke u. Faupel [1] fanden sich bei 1257 Osteosynthesen von isolierten Femurfrakturen in 4% der Fälle schwere pulmonale Komplikationen wie Fettembolie, Schocklunge und Pneumonie. Diese Komplikationsrate steigt bei Polytraumatisierten mit zusätzlicher Thoraxverletzung laut Schüller u. Gaudernak [6] bis auf 50% nach Marknagelosteosynthesen an.

Zwei pathophysiologische Wege sind möglicherweise für die pulmonalen Komplikationen nach Marknagelosteosynthesen wirksam:

1. Wenda et al. [8] beschreiben eine Ausschwemmung von „gemischten Emboli" im femoralvenösen Blut von Schafsfemora durch alleinige intramedulläre Druckerhöhung, wie sie etwa beim Aufbohren bei der konventionellen Marknagelung auftritt.
2. Oettinger u. Bach [4] fanden bei der Marknagelung von Femurschaftfrakturen einen Konzentrationsanstieg des Thromboxan TXB_2 im femoralvenösen Blut der operierten Seite um den Faktor 11. Eine gleichsinnige Stimulation antagonistisch wirksamer Prostaglandine (PG) war hingegen nicht nachweisbar.

Weiteres Interesse verdient in diesem Zusammenhang die Beobachtung von Ogletree et al. [5], der nach Endotoxin-Infusion einen Anstieg der TX-Konzentration in Lungenlymphe und Blutplasma von Schafen fand. Es stellt sich die Frage, inwieweit durch Veränderungen der Operationstechnik und/oder anästhesiologische/pharmakologische Begleitmaßnahmen die pulmonalen Nebenwirkungen der Marknagelung verhindert oder gemildert werden können. Durch die vorliegende Untersuchung werden die Auswirkungen der 3 Osteosynthesetechniken Verriegelungsmarknagel (VMN), solider Marknagel (UN) und Fixateur externe (FE) auf Konzentrationen von Endotoxin (ET) und Arachidonsäuremetaboliten /FX, PG) im femoralvenösen und im arteriellen Blut ermittelt. Hierzu sollen Parameter der pulmonalen Hämodynamik und der Lungenfunktion korreliert werden. Dies erfolgt an dem reproduzierbaren klinischen Modell isolierter Unterschenkelfrakturen primär gesunder Erwachsener.

Patienten und Methoden

An der Untersuchung beteiligten sich 13 männliche und 3 weibliche Patienten im Durchschnittsalter von 33 Jahren, die infolge von Verkehrs- oder Sportunfällen geschlossene oder erstgradig offene Unterschenkelfrakturen erlitten. Die operative Versorgung erfolgte durch VMN (n = 7), UN (n = 6) und FE (n = 3).

Alle Patienten erklärten sich mit dem folgenden, von einer unabhängigen Ethikkommission geprüften Untersuchungsplan durch schriftliche Erklärung einverstanden. Nach Einleitung der Narkose wurde mittels Seldinger-Technik ein Venenkatheter in die V. femoralis communis der verletzten Seite implantiert. Ein arterieller Zugang erfolgte durch Punktion einer A. radialis. Durchschnittlich 5–7 Blutentnahmen erfolgten sowohl femoralvenös als auch arteriell in mehreren Schritten: vor Hautinzision, intraoperativ, während des Aufbohrens des Markraumes und der Nagelung beim VMN bzw. während entsprechender Zeitabschnitte beim UN und FE; Kontrolle 2 h postoperativ.

Aus diesen Proben wurden jeweils radioimmunologisch bestimmt: TXB_2, das spontane Degradationsprodukt des kurzlebigen TXA_2; 6-keto-PG $F_{1\alpha}$, entsprechendes Derivat des Prostazyklins, sowie $PGF_{2\alpha}$. Das ET im femoralvenösen Blut wurde mittels Limulus-Amöbozyten-Lysat-Test bestimmt.

Die folgenden pulmonalen, hämodynamischen und laborchemischen Parameter wurden untersucht: prä- und postoperativ Standardlungenfunktion und Röntgenthorax, Antithrombin III, Fibrinspaltprodukte; intraoperativ Horovitz-Quotient paO_2/FiO_2, kapilläre Sauerstoffsättigung, Blutdruck, Herzfrequenz, Atemfrequenz, transösophageale 2D-Echokardiographie (TEE).

Ergebnisse

Endotoxin: Die ET-Plasmaspiegel zeigen bei allen 3 Operationsverfahren intraoperativ einen Anstieg um das 3 bis 4fache gegenüber den jeweiligen Ausgangswerten. Eine Normalisierung wird 2 h postoperativ erreicht.

Thromboxan: Intraoperativ kommt es bei allen 3 Operationsverfahren gleichermaßen zu einem Anstieg der maximalen TXB_2-Konzentration um etwa das 5fache der präoperativen TXB_2-Konzentration auf 855 pg/ml beim VMN, auf 813 pg/ml beim UN und auf 955 pg/ml beim FE.

Etwa 15–20 min nach dem jeweiligen Maxima im femoralvenösen Blut erreichen die TXB_2-Konzentrationen im arteriellen Blut ihre höchsten Werte, bleiben jedoch in allen Fällen deutlich unter den femoralvenösen Werten. Dieser transpumlmonale femoralvenös/arterielle Konzentrationsgradient wird von uns als „pulmonale Clearance" bezeichnet. Diese ist am größten beim FE mit 5,7, gefolgt vom UN mit 4,4 und vom VMN mit 2,2.

Prostagladine: $PGF_{2\alpha}$ zeigt ein intraoperatives Konzentrationsmaximum im femoralvenösen Blut mit 205 pg/ml beim VMN, 180 pg/ml beim UN und 162 pg/ml beim FE.

Die pulmonale Clearance ist auch hier am größten beim FE mit 1,45, gefolgt vom UN mit 1,26 und vom VMN mit 1,02.

Die Konzentrationen von PG 6-keto-PG $F_{1\alpha}$ blieben in allen Fällen unter der Nachweisgrenze.

Lungenfunktion: Keine Verwertbaren Veränderungen fanden sich bei den untersuchten physiologischen und laborchemischen Parametern der Lungenfunktion und -hämodynamik. Die TEE zeigte tendenziell gehäuft das Bild des „Schneegestöbers" beim VMN im Vergleich zu UN und FE. Eindeutige Schlußfolgerungen lassen sich daraus jedoch nicht ableiten.

Diskussion

Aufgrund unserer Ergebnisse ist das verletzte Gewebe und nicht die Lunge als primäre Quelle der Thromboxanfreisetzung anzusprechen. Die erheblichen Unterschiede der pulmonalen TX-Clearance bei den einzelnen Operationsverfahren geben Hinweise auf die jeweilige pulmonale Belastung. Weiterhin wird erneut die aktive Rolle der Lunge im Eicosanoid-Stoffwechsel unterstrichen. Eine intrapulmonale Inaktivierung von Prostaglandinen wird als aktive Leistung des Lungenendothels gewertet. Die pulmonale Clearancefunktion wird dabei durch Lungenschädigungen unterschiedlicher Ursache deutlich reduziert [2].

Es ist anzunehmen, daß diese biochemische Filterfunktion der Lunge beim Polytraumatisierten im Frühstadium deutlich eingeschränkt ist, möglicherweise bedingt durch die posttraumatische Endotoxinämie (eigene Ergebnisse). Bemerkenswert ist in diesem Zusammenhang der fehlende Konzentrationsanstieg des Prostazyklinderivats 6-keto-$PGF_{1\alpha}$, dem physiologischen Gegenspieler des TX. TX selbst wirkt bronchokonstriktorisch, steigert den pulmonalarteriellen Druck und stimuliert u.a. die Thrombozytenaggregation. Ein ähnliches Wirkungsspektrum wird dem $PGF_{2\alpha}$ zugeschrieben. Unseren Untersuchungen zufolge ist zu erwarten, daß diese unerwünschten Effekte des TX und des $PGF_{2\alpha}$ am ausgeprägtesten beim VMN und am geringsten beim FE auftreten.

Die Untersuchungen von Wenda et al. [8] lassen keinen Zweifel an der Einschwemmung von Knochenmark in die Lungenstrombahn bei gebohrten Marknagelosteosynthesen am Oberschenkel. Dies wird tendenziell durch unsere Untersuchungen auch für den VMN am Unterschenkel bestätigt.

Es ist anzunehmen, daß die nachgewiesenen biochemischen und embolischen Effekte bei der Entstehung des Fettemboliesyndroms zusammenwirken. Eine eingeschränkte pulmonale TX- und $PGF_{2\alpha}$-Clearance ist bei Polytraumatisierten als potentieller Kofaktor in der Pathogenese kardiopulmonaler Komplikationen nach spontaner oder iatrogener Markraumtraumatisierung zu betrachten.

40

Literatur

1. Ecke H, Faupel L (1986) Allgemeine Komplikationen nach Operationen am Oberschenkelschaft. Hefte Unfallheilkd 182:261
2. Gillis CN, Pitt BR, Wiedemann HP, Hammond GL (1986) Depressed Prostaglandin E_1 and 5-Hydroxytryptamine removal in patients with adult respiratory distress syndrome. Am Rev Respir Dis 134:739
3. Goris RJA, Meek RN, Bone LB, Johnson KD, Riska EB (1990) Fracture management and pulmonary failure. In: Border JR (ed) Blunt multiple trauma. Dekker, New York, pp 77
4. Oettinger W, Bach A (1984) Thromboxanfreisetzung während intramedullärer Nagelung von Femurschaftfrakturen bei Patienten. Chir Forum 84:233
5. Ogletree M, Begley C, King G, Brigham K (1986) Influence of steroidal and non steroidal antiinflammatory agents on accumulation of arachidonic acid metabolites in plasma and lung lymph after endotoxemia an awake sheep. Am Rev Respir Dis 133:55
6. Schüller W, Gaudernak T (1986) Lungenkomplikationen nach Oberschenkelmarknagelung. Hefte Unfallheilkd 182:273
7. Talucci RC, Manning J, Lampard S, Bach A, Carrico CJ (1983) Early intramedullary nailing of femoral shaft fractures: A cause of fat embolism syndrome. Am J Surg 146:107
8. Wenda K, Ritter G, Ahlers J, Issendorff WD von (1990) Nachweis und Effekte von Knochenmarkeinschwemmungen bei Operationen im Bereich der Femurmarkhöhle. Unfallchirurg 93:56

II. Der unaufgebohrte Tibianagel (UTN)

Konzept der Nagelung ohne Aufbohren

G. Oedekoven

Chirurgische Klinik und Poliklinik der Technischen Universität, Klinikum rechts der Isar, Ismaninger Str. 22, 81675 München, Bundesrepublik Deutschland

Zielsetzung

Unser Ziel ist es, die Unterstützung der physiologischen Abläufe der Frakturheilung durch ein Minimum an operativen Maßnahmen zu gewährleisten. Wir verstehen darunter Schonung der Vaskularität von Weichteilen und Knochen im unmittelbaren Bereich der Frakturzone. Gleichzeitig muß genügend Stabilität erreicht werden, um selbst bei Trümmerfrakturen korrekte Längen- und Achsenverhältnisse zu erzielen. Es resultiert eine sinnvolle Balance zwischen dem Ausmaß der Stabilität und der chirurgischen Traumatisierung der Gewebe. Das Operationsprinzip besteht in einer intramedullären Schienung frischer, geschlossener und offener Frakturen ohne Aufbohren des Markraumes mit Lastträgern kleinkalibrigen Durchmessers unter gleichzeitiger Verriegelung der gelenktragenden Hauptfragmente. Zwei grundsätzliche Fragen, die bei allen Osteosyntheseverfahren aufgeworfen werden können, betreffen die Infektionsrate und sowohl den Zeitpunkt als auch die Häufigkeit der primären knöchernen Konsolidierung.

Zusätzlich stellt sich die Frage, warum ein Konzept (Aufbohren) geändert werden soll. Es gibt genug etablierte und als erfolgreich dokumentierte Osteosynthesetechniken, speziell bei der Marknagelung; außerdem ist das Marknageln ohne Aufbohren kein neues Verfahren. Geändert hat sich jedoch folgendes:

- Die Materialien, z.B. Metallverarbeitungen, Metalltypen, Instrumentationen, Implantatformen und Implantattypen.
- Die Methoden, z.B. Operationstechniken: Hier ist eine größere Flexibilität eingetreten mit verschiedenen Varianten.
- Das Wissen: Es gibt heute unvergleichlich bessere und schnellere Kommunikationsmöglichkeiten unter den Fachkollegen, eine Explosion im medizinischen Literaturwesen hat stattgefunden und die Diskussionsbereitschaft ist erhöht.
- Die Ökonomie: Die Ansprüche der Patienten sind gestiegen, die Konkurrenz verschiedener Verfahren und Implantathersteller hat zugenommen, die finanzielle Unterstützung, insbesondere für Grundlagenforschung in der Unfallchirurgie, ist verbessert worden.

Der amerikanische Chirurg Leslie Rush, international historisch bekannt, hat 1936 den Ausdruck geprägt: „Necessity is the mother of invention." Was bedeutet „Notwendigkeit" in der Unfallchirurgie der 90er Jahre in Europa und Nordamerika?

Wir verstehen darunter: Noch komplikationsärmer zu operieren, d.h. Reduktion der Folgeoperationen und bei Zunahme der medizin-rechtlichen Verfahren eine Art Prophylaxe. Der Gedanke der minimal invasiven Chirurgie mit Reduktion der Morbidität und einer nicht zu verleugnenden Attraktivität für den Patienten muß berücksichtigt werden.

Sozioökonomische Gesichtspunkte, d.h. preis- und personalgünstig zu verfahren, müssen in Betracht gezogen werden; die Patientencompliance, darunter verstehen wir Akzeptanz, beinhaltet gute Kosmetik, frühfunktionelle Behandlung und rasche Selbständigkeit nach Operation.

Hypothese

Unerwünschte Bohreffekte bei gleichzeitiger Frakturen- und Weichteilstabilisation durch intramedulläre Verriegelungsnagelung sind vermeidbar. Aus der Literatur der Grundlagenforschung des Aufbohrens bei Marknagelung sind negative Auswirkungen dieses Verfahrens bekannt: Zerstörung intramedullärer Blutgefäße, Fettembolien, Druckerhöhung, Knochenmehlverstopfung intrakortikaler Gefäße, Hitzenekrosen, Kontamination des Markkanals beim Bohrvorgang, iatrogene zusätzliche Frakturen, technische Bohrkomplikationen und vieles mehr.

Die Grundprinzipien der Frakturenbehandlung bedeuten, daß mechanische und biologische Faktoren sich gegenseitig bei der Knochenheilung beeinflussen und ergänzen, und daß zu geringe Stabilität eine schlechte Vaskularität, schlechte Achsenverhältnisse und schlechte Funktionen nach sich zieht. Schlechte Vaskularität jedoch bedeutet höhere Inzidenz von Knochenheilungsverzögerungen und Infektionen. Die chirurgische Behandlung zwei- und drittgradig offener Frakturen stellt aufgrund der zerstörten oder schlecht durchbluteten Weichteilbedeckung und des jeweiligen Ausmaßes der Knochendestruktion mit hohen Komplikationsraten im Hinblick auf Infektionen, Pseudarthrosen und Fehlstellungen weiterhin eine Herausforderung in der Akutversorgung dar.

Eine sinnvolle Alternative zur Fixateur-externe-Anwendung bei offenen oder höhergradig geschlossenen Frakturen bietet die unaufgebohrte Verriegelungsnagelung, die genügend Stabilität für eine frühzeitige Belastung und großen Patientenkomfort („geschlossenes System") bei sofortiger Mobilisation bietet und Zweitoperationen („Umsteigen") nicht erfordert, keine Infektionen von Pin-tracts oder Lockerung von Schanz-Schrauben mit sich bringt und vergleichsweise geringere Komplikationsraten als bei gebohrten und unverriegelten Marknagelungen mit ähnlichen Verletzungsmustern aufweist [1, 3, 4].

Studienprotokoll

Klinisch

Unser Behandlungsprotokoll sieht die folgenden Indikationen vor: sämtliche offenen Tibia- und Femurfrakturen Grad I–IIIb (Gustilo-Klassifikation) und geschlossene, instabile Frakturen (Tscherne-Klassifikation), bei denen eine konservative Behandlung nicht in Frage kommt, sowie Wechsel von Fixateur externe innerhalb von 4 Wochen nach Unfall.

Kontraindikationen: Proximale, intraartikuläre Tibiafrakturen bzw. weniger als 6 cm intakter proximaler Tibiaknochen; distale intraartikuläre Femur- und Tibiafrakturen (Pilon-Typ II und III). Kein Wachstumsabschluß. Osteomyelitis.

Tierexperimentell

Nach Genehmigung (Regierung von Oberbayern) wurden 8 Beagle-Hunde (12–16 kg) in ITN operiert. Implantation eines 5 mm dicken Marknagels ohne Vorbereitung des Markraumes links, aufgebohrt rechts. Alle Tiere wurden präoperativ mit TcMDP szintigraphiert, 6 Hunde zusätzlich jeweils 1, 2, 4, 6 und 8 Wochen postoperativ. Insgesamt wurden von 2 Untersuchern 114 ROI (region of interest) ausgewertet. Alle Ergebnisse wurden in Rechts-links-Relationen angeführt.

Ergebnisse

Klinisch

Von 12/1988 bis 5/1991 wurden 84 Tibiafrakturen mit ungebohrten Verriegelungsnägeln reponiert und stabilisiert. 46 Frakturen waren geschlossen und 38 offen (I° = 16, II° = 10, III° 12). 38% der Patienten hatten zusätzliche Verletzungen. Bis auf 4 Fälle der in über 90% akut versorgten Frakturen wurden alle statisch verriegelungsgenagelt.

Klinische und röntgenologische Nachuntersuchungen waren bei 76 Frakturen möglich, alle diese Patienten hatten eine aktive Kniegelenkbeweglichkeit von über 120° und normale Sprunggelenkbeweglichkeit im Seitenvergleich in 2/3 der Fälle bei durchschnittlich 14monatigem Nachuntersuchungsintervall. Inzwischen (Januar 1992) haben wir am Klinikum rechts der Isar, Sektion Unfallchirurgie, 121 Tibia- und 29 Femurfrakturen mit ungebohrten Verriegelungsnägeln versorgt; an Komplikationen wurden eine oberflächliche Infektion, 6 Pseudarthrosenbildungen an der Tibia, Materialbrüche (Schrauben: 10, Nagel: 1), sowie eine unterschiedliche Anzahl von Varus-Valgus-Deformitäten und Rotationsfehler beobachtet.

44

Tierexperimentell

In der Perfusionsphase wurden keine Durchblutungsunterschiede festgestellt. Die auf die ROI „Diaphyse" beschränkten spätstatischen Aufnahmen zeigen eine 2,3fach höhere Tc-Speicherungsrate auf der aufgebohrten Seite. In der 1. postoperativen Woche speichert die unaufgebohrte Seite stärker, ab der 2. postoperativen Woche die aufgebohrte Tibia. Das Maximum der Umbauaktivität liegt beim Hund in der 4. Woche postoperativ und fällt dann protrahiert wieder ab. Mit dem Abfall der Tc-Speicherung auf der aufgebohrten Seite in der 1. postoperativen Woche mit konsekutivem massivem Anstieg bestätigen sich indirekt die Befunde von Klein et al. [2]: Initialer kortikaler Nekrosezylinder, später gesteigerter Knochenumbau. Die theoretische Überlegenheit der unaufgebohrten Marknagelung kann somit hinsichtlich der direkten kortikalen Durchblutungsschädigung experimentell nachgewiesen werden.

Schlußfolgerungen

Eine klinisch momentan bei 121 Tibia- und 29 Femurfrakturen bestehende tiefe Infektionsrate von 0% sowie 6 Tibiapseudarthrosen, die jeweils mit nur einem weiteren operativen Eingriff zur knöchernen Konsolidierung gebracht wurden, könnten auf Dauer beweisen, daß die ungebohrte Verriegelungsnagelung Vorteile gegenüber anderen Osteosynthesetechniken bietet. Ob die tierexperimentell nachgewiesene, initiale kortikale Durchblutungsschädigung beim Aufbohren hierbei eine wesentliche Rolle spielt, könnte als Erklärung hierzu dienen.

Literatur

1. Claudi B, Oedekoven G (1991) „Biologische" Osteosynthesen. Chirurg 62:367–377
2. Klein MPM, Rahn BA, Frigg R, Kessler S, Perren SM (1990) Reaming versus nonreaming in medullary nailing: Interference with cortical circulation of the canine tibia. Arch Orthop Trauma Surg 109:314–315
3. Lottes JO (1987) Lottes nailing. In: Browner BD, Edwards CC (eds) The science and practice of intramedullary nailing. Lea & Febiger, Philadelphia, pp 281–290
4. Santoro V, Benirschke SK, Henley MB, Mayo KA (1991) Prospective comparison of unreamed interlocking intramedullary nails versus half-pin external fixation in open tibial fractures. J Orthop Trauma 5:238–239

Bisherige Erfahrungen mit der Marknagelung ohne Aufbohren in Hannover

C. Krettek[1], N. Haas[2], P. Schandelmaier[1] und H. Tscherne[1]

[1] Medizinische Hochschule, Unfallchirurgische Klinik, Konstanty-Gutschow-Str. 8, 30625 Hannover, Bundesrepublik Deutschland
[2] Unfallchirurgische Klinik des Universitätsklinikums Rudolf Virchow, Augustenburger Platz 1, 13353 Berlin, Bundesrepublik Deutschland

Einleitung

Die Stabilisierung von Unterschenkelschaftfrakturen mit dem Verriegelungsnagel ist heute als bewährtes Behandlungsverfahren allgemein anerkannt. Schwere offene und geschlossene Weichteilschäden galten jedoch in den letzten Jahren als Kontraindikation zur Marknagelosteosynthese am Unterschenkel. Bei diesen Verletzungen hat sich der Fixateur externe bei niedriger Infektionsrate weitgehend durchgesetzt. Als nachteilig erwiesen sich aber die teilweise erforderlichen langen Ausheilungszeiten, die hohe Rate an aseptischen Heilungsstörungen sowie mechanische und septische Probleme im Bereich der Schanz-Schraubeneintrittsstellen [13].

Es war daher naheliegend, ein Implantat zu entwickeln, das die Vorteile des Fixateur externe (Erhalt der kortikalen Durchblutung) und die des Marknagels (geschlossenes System ohne Verbindung nach außen, keine Pinprobleme, hoher Patientenkomfort) ohne die Nachteile von instabilen Osteosyntheseformen in sich vereinigt.

Implantat

Der von der AO zunächst als temporäres Implantat konzipierte „unaufgebohrte Tibianagel, unreamed tibial nail" (UTN) ist nicht als Rohrnagel, sondern als Nagel aus „Vollmaterial" konstruiert. Dies gewährt neben ausreichend hoher Festigkeit und Steifigkeit auch bei kleinen Durchmessern die Vermeidung eines Totraumes wie beispielsweise bei ungeschlitzten, rohrförmigen Implantaten. Am Übergang vom proximalen zum mittleren Drittel ist das Implantat dorsal-konvex geknickt [8]. Im proximalen Drittel ist der Querschnitt viereckig, im mittleren und unteren Drittel kreissegmentförmig mit nach ventral zeigender Kante. Der Durchmesser des Implantates beträgt 8 bzw. 9 mm, die Länge in 15- bzw. 20-mm-Abstufungen 255–420 mm. Die Spitze des Nagels ist am unteren Ende leicht nach ventral abgeknickt, abgeflacht und abgerundet. Dies reduziert beim Einschlagen das Risiko einer Nagelperforation nach dorsal. Das obere Ende des Nagels ist ventralseitig angeschrägt. Dadurch wird die Gefahr einer Irritation des Lig. patellae vermindert. Die beiden distalen Verriegelungslöcher sind in der Frontalebene angeordnet, zusätzlich ist dazwischen ein Verriegelungsloch in der Sagittalebene angeordnet. Proximal findet sich ein „statisches" Rundloch und „dynamisches" Langloch, beide in der Frontalebene angeordnet. Zusätzlich besteht die Möglichkeit, bei weit proximal gelegenen Frakturen im 45°-Winkel von anterolateral oder anteromedial einen weiteren Verriegelungsbolzen einzu-

bringen. Die Verriegelung ist grundsätzlich notwendig. Sie erfolgt mit selbstschneidenden Verriegelungsbolzen mit 3,9 mm Gewindedurchmesser.

Operationstechnik

Präoperativ werden an Hand der Röntgenbilder der kleinste Durchmesser der Markhöhle im Diaphysenbereich und die Länge des Implantates bestimmt. Der Patient
wird auf dem Extensionstisch gelagert und die Fraktur unter Längszug reponiert.
Nach Durchführung des Weichteildébridements bei offenen Frakturen erfolgt der
Hautschnitt in Verlängerung der Tibialängsachse. Der Zugang zur Tibia erfolgt trans-
ligamentär durch das Lig. patellae. Die Kortikalis wird in Verlängerung der Tibialängsachse leicht medial der Tuberositas tibiae mit dem Markraumeröffnungsinstru-
ment eröffnet [21].

Das Implantat ist über eine Verbindungsschraube mit dem Zielbügel fest verbunden. Es wird zunächst per Hand in Richtung der Tibialängsachse in die Spongiosa der
Tibiametaphyse eingeführt. Unter Bildverstärkerkontrolle in 2 Ebenen und Sicherung
der Reposition wird die Frakturzone passiert und die Nagelspitze in der Mitte der distalen Tibiametaphyse weit nach distal bis in die Höhe der ehemaligen Epiphysenfuge
plaziert. Gelegentlich reicht manueller Druck zum Einbringen des Nagels aus, meist
sind Schläge mit dem Schlitzhammer erforderlich. Anschließend werden die Verriegelungslöcher mit selbstschneidenden 3,9 mm Verriegelungsbolzen (3,2 mm Bohrung) besetzt, distal mit dem röntgendurchlässigen Winkelgetriebe oder in Freihandtechnik proximal über den Zielbügel [14, 21].

Krankengut

Im Rahmen einer prospektiven Studie wurden seit 1.3.1989 bis 30.5.1991 in unserer
Klinik 51 Unterschenkelschaftfrakturen mit schwerem geschlossem oder offenem
Weichteilschaden mit dem AO-UTN stabilisiert. Für die Studie galten folgende Ein-
schlußkriterien:

1. Unterschenkelschaftfrakturen mit zweit- oder drittgradig geschlossenem oder offenem Weichteilschaden,
2. frische Frakturen (Intervall Unfall-Operation: kleiner als 4 Wochen),
3. erwachsene Patienten (Patientenalter über 16 Jahre) und
4. skelettgesunde Patienten (ohne Erkrankungen des Stütz- und Bewegungsappa-
   rates).

Ausschlußkriterien waren:

1. Frakturen oberhalb der Tuberositas tibiae oder unterhalb der distalen Tibiafünftel-
   grenze,
2. Patienten mit Osteomyelitis der betroffenen Tibia in der Vorgeschichte,
3. Patienten mit manifesten Infektionen und
4. Patienten mit immunsuppressiver Therapie.

Die Studie umfaßte radiologische und klinische Nachuntersuchungen 6 Monate nach der Versorgung. Von den 51 Patienten wurden 43 zum 6-Monatsintervall nachuntersucht. Das mittlere Patientenalter im nachuntersuchten Krankengut betrug 33,5 Jahre (16–78 Jahre), die Geschlechtsverteilung zeigte 33 Männer und 10 Frauen.

Frakturklassifizierung

Die Einteilung der Frakturen erfolgte entsprechend der AO-Klassifikation nach Müller et al. [20] und zeigte ein Überwiegen der schweren Frakturformen mit 6 Typ-A-, 25 Typ-B- und 12 Typ-C-Frakturen. In allen Fällen handelte es sich um komplette Unterschenkelschaftfrakturen. Die Frakturlokalisation zeigte eine Häufung nach distal mit 4 Frakturen im 2., 11 im 3. und 19 im 4. und 9 im 5. Sechstel.

Weichteilschaden

Der geschlossene Weichteilschaden wurde nach Oestern u. Tscherne klassifiziert [22], wobei entsprechend den Einschlußkriterien nur Weichteilschäden der Gruppe GII (n = 8) (tiefe kontaminierte Schürfung sowie lokalisierte Haut- oder Muskelkontusion, meist direktes Trauma, drohendes Kompartmentsyndrom) und GIII (n = 5) (ausgedehnte Hautkontusion, Hautquetschung oder erstörung der Muskulatur, subkutanes Décollement, manifestes Kompartmentsyndrom oder Verletzung eines Hauptgefäßes) in die Studie aufgenommen wurden. Der offene Weichteilschaden wurde entsprechend den Studienbedingungen nach Gustilo u. Anderson klassifiziert [5], wobei entsprechend den Einschlußkriterien nur Weichteilschäden der Gruppe II (n = 16) (offene Fraktur, Hautwunde über 1 cm, Weichteilschaden limitiert auf den Frakturbereich) und Gruppe III (n = 14) mit dem UTN stabilisiert wurden. Davon waren 6 der Gruppe IIIA (ausgedehnte Weichteilzerreißung, Frakturbereich von Weichteilen bedeckt) und 8 der Gruppe IIIB (ausgedehnte Weichteilzerreißung mit freiliegender Fraktur und Deperiostierung der Fragmente, Weichteilrekonstruktion erforderlich) zuzuordnen. III-C-Verletzungen (offene Frakturen mit erforderlicher Arterienrekonstruktion) waren in der untersuchten Gruppe nicht vorhanden.

Unfallursache und Begleitverletzungen

Unfallursache waren in den meisten Fällen Rasanztraumen im Rahmen von Verkehrsunfällen. Entsprechend hoch war der Anteil an Begleitverletzungen der gleichen (n = 22) oder gegenseitigen (n = 17) unteren Extremität. Lediglich bei 11 Patienten handelte es sich um isolierte Verletzungen. Die Klassifizierung der Verletzungsschwere erfolgte entsprechend dem „Hannover Polytrauma Score" (PTS) mit einem mittleren PTS von 19,7 Punkten (8–64 Punkte, Gruppe I: n = 13, Gruppe II: n = 21, Gruppe III: n = 8, Gruppe IV: n = 1) [31].

48

Operative Maßnahmen

Alle Frakturen wurden innerhalb von 24 h operativ versorgt. Es wurden etwa gleich häufig Implantate vom Durchmesser 8 mm (n = 19) und 9 mm (n = 24) verwendet. 3mal wurden Schrauben und 2mal Drahtcerclagen zur zusätzlichen Stabilisierung verwendet. In 18 Fällen lag ein manifestes Kompartmentsyndrom vor, das gespalten werden mußte. In 6 Fällen erfolgte die Deckung der Weichteile mit einer lokalen Verschiebeplastik. In 3 Fällen wurde der Weichteildefekt durch einen mikrovaskulär gestielten Latissimus-dorsi-Lappen gedeckt. In 41 Fällen wurde proximal und distal statisch verriegelt, in 2 Fällen primär dynamisch.

Nachbehandlung

Die Nachbehandlung erfolgte in 42 von 43 Fällen rein funktionell mit einer Teilbelastung von 15–20 kg ohne zusätzliche Stabilisierung mit Gipsverband oder Brace. Lediglich in einem Fall wurde wegen knöcherner Begleitverletzung am gleichen Bein ein Oberschenkelgipsverband angelegt. Vollbelastung war in 6 Fällen innerhalb von 2 Wochen, in 26 Fällen innerhalb von 12 Wochen und in 42 von 43 Fällen innerhalb von 26 Wochen erreicht. In 27 Fällen wurde die statische Verriegelung durch Entfernen von Verriegelungsschrauben im Mittel nach 9 Wochen (5–26 Wochen) sekundär aufgehoben („Dynamisierung").

Komplikationen

10mal brach der Bohrer beim Bohren der Löcher für die Verriegelungsbolzen, einmal kam es zu einer Fehlplazierung einer Verriegelungsschraube. Von den 51 Patienten verstarben 3 an den schweren Begleitverletzungen, in einem Fall mußte bei einem Patienten mit drittgradig geschlossenem Weichteilschaden nach einem Überrolltrauma mit schwerster Weichteilquetschung im Bereich von Becken und Unterschenkel eine Unterschenkelamputation durchgeführt werden. Ferner sahen wir eine tiefe Beinvenenthrombose und eine szintigraphisch gesicherte Lungenemblie. In 2 Fällen mußte eine operative Hämatomausräumung erfolgen, in 7 Fällen sahen wir inkomplette Störungen im Versorgungsgebiet des N. peronaeus, die sich in 6 dieser Fälle komplett zurückgebildet hatten. Bei 7 dieser Fälle kam es zum Bruch der Verriegelungsbolzen, in dieser 1. Serie war es nie zum Auftreten einer Osteomyelitis gekommen.

Ausheilungszeit

Die Kriterien für die knöcherne Ausheilung waren: klinisch stabile Tibia, schmerzfreies Gehen ohne Hilfsmittel und radiologischer Nachweis einer soliden, kallösen Überbrückung der Fraktur. Bei den nachuntersuchten 43 Fällen kam es in 17 Fällen zur knöchernen Ausheilung der Fraktur ohne weitere Maßnahmen, im Mittel nach 21,8 Wochen (12–40 Wochen).

Verfahrenswechsel

Der UTN war zunächst als temporäres Implantat konzipiert. Im Laufe der Anwendung zeigte sich jedoch, daß die Frakturen mit dem Implantat auszubehandeln waren. Lediglich in 7 Fällen, überwiegend aus der 1. Anwendungsperiode, wurde ein Verfahrenswechsel durchgeführt. In 6 Fällen wurde zwischen 6 und 28 Wochen zum Universalnagel gewechselt. Die Analyse zeigte in diesen Fällen operationstechnische Fehler, wie unzureichende Implantatlänge, fehlerhafte Plazierung der Verriegelungsbolzen und ungenügende Adaptation der Hauptfragmente. In einem weiteren Fall (zweitgradig offene B2-Fraktur) in der proximalen Metaphyse konnte die Fraktur mit dem UTN nicht ausreichend stabilisiert und zur Ausheilung gebracht werden. Hier wurde 26 Wochen nach Erstversorgung eine Plattenosteosynthese und autologe Spongiosaplastik durchgeführt.

Nachuntersuchungsergebnisse

Bei der Nachuntersuchung 6 Monate nach Versorgung von 43 Frakturen waren 36 knöchern fest konsolidiert. Diese Patienten belasteten die betroffene Extremität schmerzfrei und ohne Zuhilfenahme von Hilfsmitteln voll. Es fanden sich eine Valgusfehlstellung von 6° in 1 Fall und 3 Fälle mit Anterekurvatumfehlstellungen zwischen 5 und 10°. In 4 Fällen fand sich ein Außenrotationsfehler zwischen 10 und 20°, 3mal ein Innenrotationsfehler zwischen 10 und 20° im Seitenvergleich. Eine klinisch gemessene Beinverkürzung von 0,5–1,0 cm fand sich in 5 Fällen, in einem Fall betrug die Beinverkürzung 1,5 cm. In den übrigen Fällen fand sich keine klinisch meßbare Beinlängendifferenz. Die Weichteilsituation am Unterschenkel war in allen 43 Fällen reizlos. In einem Fall bestand noch eine leichte Fußheberschwäche nach einer Peronäusparese.

Diskussion

Mit dem Fixateur externe konnten bei der Behandlung von Unterschenkelfrakturen mit schwerem offenem oder geschlossenem Weichteilschaden sehr niedrige Infektraten erreicht werden [2, 5, 28]. Als nachteilig erwiesen sich jedoch, insbesondere beim schweren Weichteilschaden, lange Ausheilungszeiten, eine hohe Rate an aseptischen Heilungsstörungen und mechanische und septische Probleme im Bereich der Schanz-Schraubeneintrittsstellen [13]. Beim Verfahrenswechsel zum Unterschenkelmarknagel – entsprechend dem primären Konzept des Fixateur externe als temporärer Stabilisator – wurden teilweise hohe Raten an ossären Infekten beobachtet, insbesondere bei längerer Fixateuranlagedauer und/oder Weichteilproblemen im Bereich der Schanz-Schraubeneintrittsstellen [13]. Der Unterschenkelmarknagel wird in der Regel bei offenen und geschlossenen Frakturen mit nur geringem oder ohne Weichteilschaden eingesetzt [30, 33]. Auf die Möglichkeit, auch Frakturen mit schwerem offenem oder geschlossenem Weichteilschaden mit der Marknagelung nach vorherigem Aufbohren zu versorgen, wurde immer wieder hingewiesen [1, 3, 7, 12, 16, 17, 32]. Experimentelle Untersuchungen haben jedoch gezeigt, daß es beim Aufbohren zum extremen Ansteigen von Druck und Temperatur [23] kommt, zur Embolisation von intrakortikalen Blutgefäßen und der nachfolgenden Entstehung von avitalen Kortikalisschichten [4, 11, 25–27, 29], die wiederum die Entstehung knöcherner Infekte besonders begünstigen, die in zahlreichen klinischen Serien beobachtet wurden [15, 18].

Bei den bisher bekannten intramedullären Stabilisierungsverfahren ohne Aufbohrung und Verriegelung besteht insbesondere bei den komplexen Frakturformen das Problem der zu geringen mechanischen Stabilität [9]. Eine zusätzlich externe Stabilisierung (z.B. Gipsverband) [34] verbietet sich meist bereits wegen der Weichteilsituation und erscheint vor der Prämisse der frühfunktionellen Nachbehandlung unerwünscht. Es war daher naheliegend, ein Implantat zu entwickeln, das die Vorteile des Fixateur externe (Erhalt der kortikalen Durchblutung) und die Vorteile des Marknagels (geschlossenes System ohne Verbindung nach außen, hoher Patientenkomfort) ohne Nachteile von instabilen Osteosyntheseformen in sich vereinigt. Das aus diesen Überlegungen heraus entstandene Implantat scheint diese Forderungen weitgehend zu erfüllen [14, 21].

Die entstandenen intraoperativen Probleme (Fehlplazierung von Verriegelungsschrauben) unterscheiden sich nicht wesentlich von denen der konventionellen Verriegelungsnagelung [24]. Das starre, am Nagel befestigte Zielgerät arbeitet einwandfrei, die distale Verriegelung wurde in allen Fällen in „free-hand-technique" durchgeführt. Die relativ hohe Inzidenz von Bohrerbruch ist durch die anfangs verwendeten kleineren Verriegelungsschrauben und dünnen Bohrer erklärt. Die hohe Rate an Verriegelungsschraubenbrüchen kann zum großen Teil auf die anfänglich verwendeten, für diese Zwecke etwas zu gering dimensionierten 3,5 mm AO-Kleinfragment-Kortikalisschrauben zurückgeführt werden. Aufgrund dieser Erfahrungen wurden sie zwischenzeitlich durch stärker dimensionierte Verriegelungsbolzen mit einem Gewindedurchmesser von 3,9 mm ersetzt, die mit einem selbstschneidenden Gewinde versehen wurden.

Entsprechend dem initialen Konzept des UTN als temporäres Implantat war in 6 Fällen überwiegend aus der 1. Anwendungsperiode ein Verfahrenswechsel durchgeführt worden, in denen eine verzögerte knöcherne Konsolidierung zu erwarten war. In einem weiteren Fall mit ausbleibender knöcherner Heilung zeigte sich, daß die Versorgung von weit proximal gelegenen Frakturen mit der damals überwiegend zur Verfügung stehenden Implantatversion nicht ohne Einschränkung empfohlen werden konnte. Aus diesen Erfahrungen wurde zur besseren Verankerung des Implantates bei Frakturen mit sehr kurzem proximalem oder distalem Hauptfragment eine Modifikation des Nagels mit um 90° versetzter Anordnung der distalen Verriegelungsschraubenlöcher vorgenommen, während man eine weit proximal gelegene schräg von 45° ventromedial oder ventrolateral kommende zusätzliche Verriegelungsmöglichkeit im metaphysären Bereich geschaffen hat.

In den übrigen 36 Fällen kam es ohne weitere operative Maßnahmen (Spongiosplastik) oder äußere Stabilisierung (Gips, Brace) zur knöchernen Konsolidierung. Die mittlere Ausheilungszeit von 21,8 Wochen entspricht den Werten, wie sie auch vom Fixateur externe bekannt sind [2, 10, 13]. Aufgrund der vorliegenden Ergebnisse scheint mit dem als temporäres Implantat konzipierten UTN auch eine generelle Ausbehandlung von Frakturen durchgeführt werden zu können. Die sekundäre „Dynamisierung", durchgeführt in etwa der Hälfte der Fälle, wird durch das neue „Langloch" erleichtert. Diese sekundäre „Dynamisierung" scheint an der Tibia größere Bedeutung zu haben als am Femur und sollte frühzeitig in die Therapieplanung einbezogen werden. Die bei der Nachuntersuchung beobachteten Achsenfehler und Beinlängenunterschiede entsprechen dem, was auch mit anderen „konventionellen" Nägeln zu beobachten ist [15]. Eine der wichtigsten Beobachtungen erscheint uns jedoch trotz der kleinen Fallzahl die Tatsache, daß es bisher bei einem Krankengut mit durchwegs schweren Weichteilschäden und überwiegend schweren Frakturformen bei keinem der mit dem UTN versorgten 43 Fälle aus dieser Serie zum Auftreten einer Osteitis gekommen ist. Darüber hinaus haben wir beobachtet, daß der klinische Verlauf der posttraumatischen Osteitis, die wir zwischenzeitlich im späteren Verlauf der Studie beobachten mußten, sehr viel milder ausgeprägt war als nach Marknagelung mit Aufbohrung und lokal auf den Frakturbereich oder die Verriegelungskanäle begrenzt. Mit dem Implantat scheint im Vergleich zu Platte [6, 28] und aufgebohrtem Marknagel [17, 18] eine sehr niedrige Rate an septischen Komplikationen erreichbar zu sein.

Schlußfolgerungen

1. Aufgrund der ersten klinischen Erfahrungen mit 51 bis Mai 1991 implantierten und 43 mit einem Minimum von 6 Monaten nachuntersuchten Fällen erscheint der UTN als eine mögliche Alternative zum Fixateur externe bei der Versorgung von Unterschenkelschaftfrakturen mit schwerem offenem und geschlossenem Weichteilschaden.
2. Soweit dies bei der vorliegenden kleinen Fallzahl beurteilbar ist, kann mit dem Implantat eine im Vergleich zu Platte und aufgebohrtem Marknagel extrem niedrige Rate an septischen Komplikationen erreicht werden.
3. Eine wesentliche Reduzierung der Ausheilungszeiten und Rate an aseptischen Heilungsstörungen im Vergleich zum Fixateur externe scheint nicht erreicht zu werden.

Literatur

1. Brumback RJ, Ellison PS Jr, Poka A, Lakatos R, Bathon GH, Burgess AR (1989) Intramedullary nailing of open fractures of the femoral shaft. J Bone Joint Surg [Am] 71:1324–1331
2. Claudle RJ, Stern PJ (1987) Severe open fractures of the tibia. J Bone Joint Surg [Am] 69:801–807
3. Chapman MW (1986) The role of intramedullary nailing in open fractures. Clin Orthop 212:26–34
4. Dankwardt-Lilliestrom G, Lorenzi GL, Olerud S (1970) Intracortical circulation after intramedullary reaming with reduction of pressure in the medullary cavity. J Bone Joint Surg [Am] 52:1390–1394
5. Gustilo B, Anderson JP (1976) Prevention of infection in the treatment of one thousand and twenty five open fractures of long bones. J Bone Joint Surg [Am] 58:453–458
6. Haas N, Gotzen L (1987) Plattenosteosynthese. In: Schmit-Neuerburg KP, Stürmer K (Hrsg) Die Tibiaschaftfraktur des Erwachsenen. Springer, Berlin Heidelberg New York Tokyo

7. Harvey FJ, Hodkinson AH, Harvey PM (1975) Intramedullary nailing in the treatment of open fractures of the tibia and fibula. J Bone Joint Surg [Am] 57:909–915

8. Heini PF (1987) Untersuchungen der Tibiainnenform im Zusammenhang mit der Marknagelung. Dissertation, Universität Bern

9. Holbrock JL, Swiontkowski MF, Sanders R (1989) Treatment of open fractures of the tibial shaft: Ender nailing versus external fixation. A randomized, prospective comparison. J Bone Joint Surg [Am] 71:1231–1238

10. Karlström G, Olerud S (1974) Fractures of the tibial shaft. Clin Orthop Relat Res 105:82

11. Klein MPM (1990) Aufbohren oder nicht Aufbohren? Zirkulationsstörungen durch Marknagelung an der Hundetibia. Dissertation, Universität Basel

12. Kohlmann H, Vecsei V, Rabitsch K, Haupl J (1988) Zur Indikation der Verriegelungsnagelung bei offenen Frakturen. Akt Traumatol 18:59–63

13. Krettek C, Haas N, Tscherne H (1988) Behandlungsergebnisse von 202 frischen Unterschenkelschaftfrakturen, versorgt mit einem unilateralen Fixateur externe (Monofixateur). Unfallchirurg 92:440–452

14. Krettek C, Haas N, Schandelmaier P, Tscherne H (1991) Der unaufgebohrte Tibianagel (UTN) bei Unterschenkelschaftfrakturen mit schwerem Weichteilschaden. Unfallchirurg 94:579–587

15. Kuner EH, Schweikert CH, Weller S, Ulrich K, Kirschner P, Knapp U, Kurock W (1976) Die Marknagelung von Femur und Tibia mit dem AO-Nagel. Erfahrungen und Resultate bei 1591 Fällen. Unfallchirurgie 2:155–162

16. Küntscher G (1962) Praxis der Marknagelung. Schattauer, Stuttgart

17. Lhowe DW, Hansen ST (1988) Immidiate nailing of open fractures of the femoral shaft. J Bone Joint Surg [Am] 70:812–820

18. Maatz R (1983) Zur Infekthäufigkeit nach gedeckter oder offener Nagelung geschlossener Frakturen. Akt Traumatol 13:175–178

19. Müller M, Allgöwer M, Schneider R, Willenegger H (1991) Manual of internal fixation. Springer, Berlin Heidelberg New York Tokyo

20. Müller E, Nazarian S, Koch P (1987) Classification AO des fractures. Springer, Berlin Heidelberg New York Tokyo

21. Oedekoven G, Claudi B, Frigg R (1992) Die Osteosynthese der instabilen offenen und geschlossenen Tibiafraktur mit ungebohrtem Tibiaverriegelungsnagel. Operat Orthop Traumatol 4:86–99

22. Oestern HJ, Tscherne H (1983) Pathophysiologie und Klassifikation des Weichteilschadens. Hefte Unfallheilkd 162:1–10

23. Povacz, F (1979) Verbrennungsschaden an der Tibiadiaphyse nach Marknagelung mit Aufbohren. Unfallheilkunde 82:126–128

24. Reinders J, Mockwitz J (1984) Technical faults and complications in interlocking nailing of femoral and tibial fractures. Acta Orthop Belg 50:577

25. Rhinelander FW (1974) Tibial blood supply of the human tibia. Clin Orthop 105:34–81

26. Schweiberer L, Lindemann M (1973) Infektion nach Marknagelung. Chirurg 44:542–548

27. Stürmer KM, Schuckhardt W (1980) Neue Aspekte der gedeckten Marknagelung und des Aufbohrens der Markhöhle im Tierexperiment, II: Der intramedulläre Druck beim Aufbohren in der Markhöhle. Unfallheilkunde 83:346–352

28. Szyszkowitz R, Reschauer R, Seggl W (1981) Gefahren der Plattenosteosynthese und Möglichkeiten des Fixateur externe in der Frakturversorgung. Hefte Unfallheilkd 153:179–183

29. Trueta JC, Cavadias AX (1955) Vascular changes caused by the Küntscher type of nailing. An experimental study in the rabbit. J Bone Joint Surg [Br] 37:492–505

30. Tscherne H, Magerl F, Fleischl P (1967) Die Marknagelung frischer offener und geschlossener Unterschenkelfrakturen. Langenbecks Arch Chir 317:209–218

31. Tscherne H, Regel G, Sturm JA, Friedl HP (1987) Schweregrad und Prioritäten bei Mehrfachverletzungen. Chirurg 58:631

32. Velasco A, Whiteside TE Jr, Fleming LL (1983) Open fractures of the tibia treated with Lottes nail. J Bone Joint Surg [Am] 65:879–885

33. Weller S (1975) Die Marknagelung – Gute und relative Indikationen, Ergebnisse. Chirurg 46:152–154
34. Wiss DA (1986) Flexible medullary nailing of acute tibial shaft fractures. Clin Orthop 212:122–132

Erste Erfahrungen mit dem unaufgebohrten Tibiamarknagel (UTN) der AO

D. Höntzsch und S. Weller

Berufsgenossenschaftliche Unfallklinik, Schnarrenbergstr. 95, 72076 Tübingen, Bundesrepublik Deutschland

Durch experimentelle Erfahrungen [3] und erste klinische Berichte [1] konnte die biologisch günstige Situation bei unaufgebohrter Marknageltechnik belegt werden. Es ist unbestritten, daß sich mit der konventionellen Marknagelung mit geringem Aufbohren schon sehr gute Erfolge erzielen lassen. Mit der Verriegelungstechnik konnten die Indikationen für alle Schaftfrakturen bis weit in das proximale und distale Drittel ausgedehnt werden.

Bewußt müssen wir uns auch sein, daß für die so häufigen distalen Unterschenkelfrakturen eine mäßige Aufbohrung im Bereich der erweiterten Markraumtrompete bereits sehr nahe an eine unaufgebohrte Technik herankommt. Dies erklärt sicher auch die guten Erfolge bei „Problemfällen" der mäßig aufgebohrten Marknagelung.

Trotzdem läßt die unaufgebohrte Technik in bestimmten Bereichen eine weitere Schonung der Biologie des Markraumes erwarten.

Es kommt hinzu, daß es sich bei dem UTN der AO um einen soliden Marknagel handelt. Damit entfällt der Totraum, welcher zwangsläufig in einem geschützten oder ungeschützten Rohrnagel anfällt.

Die unaufgebohrte Marknageltechnik wurde zunächst für die Primärversorgung von Frakturen mit Weichteilschaden eingesetzt. Dies gilt für Frakturen mit geschlossenem und offenem Weichteilschaden [1, 4, 5].

Neben diesen Problemfrakturen erscheint es aber sinnvoll, auch andere Problemfrakturen so zu nageln, daß sie von dem Vorteil der Schonung des Markraumes, d.h. der unaufgebohrten Technik, profitieren können.

Die Tübinger Erfahrungen erstrecken sich nun vornehmlich auf solche sekundäre Nagelungen bei Problemfällen.

Die Vorteile der Marknagelung und der biologischen Osteosynthese konnten bei folgenden Frakturen erfolgreich angewendet werden (Zeitraum bis Dezember 1991):

- 4 Pseudarthrosen mit Infektanamnese
- 2 einliegende Plattenosteosynthesen mit Pseudarthrose
- 1 einliegende Plattenosteosynthese mit Infektanamnese und rezidivierenden Reizzuständen
- 2 Korrekturosteotomien ohne Infektanamnese, mit Pseudarthrose
- 2 Korrekturosteotomien mit Infektanamnese

In Tübingen haben wir viele und gute Erfahrungen mit dem Verfahrenswechsel vom Fixateur externe zum Marknagel gemacht.

So ist es möglich, Frakturen mit offenem und geschlossenem Weichteilschaden oder polytraumatisierte Patienten primär mit dem Fixateur externe zu versorgen und zum frühestmöglichen Zeitpunkt auf die Marknagelosteosynthese zu wechseln.

Unbestritten ist aber auch, daß diese Erfolge mit einem hohen organisatorischen und disziplinarischen Aufwand erarbeitet werden, und daß jede Möglichkeit ergriffen werden muß, diesen so kritischen Verfahrenswechsel risikoärmer zu gestalten. Hier scheint es durchaus sinnvoll, die unaufgebohrte Marknageltechnik in ausgesuchten Fällen zur Anwendung zu bringen.

So ist es möglich, bei gleichen Vorbedingungen mit geringerem Risiko oder bei kritischen Weichteilschäden zu Gunsten des Patienten früher die Marknagelung durchzuführen.

Auf diese Weise konnten im Berichtszeitraum bis Dezember 1991 folgende Operationen durchgeführt werden: in 6 Fällen früher Wechsel vom Fixateur externe auf den Marknagel unter 3 Wochen; in 2 Fällen später Verfahrenswechsel vom Fixateur externe auf den Marknagel.

Im Bereich der „klassischen" Indikation für unaufgebohrte Marknägel, d.h. Frakturen mit Weichteilschaden, konnten primär folgende Marknagelungen vorgenommen werden:

- 4 Weichteilschäden GI,
- 3 Weichteilschäden GII.
- 2mal sehr hohes Alter über 80 Jahre mit vorbestehenden, sehr kritischen Weichteilen.

Intraoperative Erfahrungen

Die Marknageltechnik wurde in gleicher Weise durchgeführt wie die konventionelle Marknagelung. In allen Fällen wurde eine proximale und distale statische Verriegelung angewendet. Die proximale Verriegelung gelingt gut über den Verriegelungsbügel. Die distale Verriegelung wird nach dem röntgenoptischen Verfahren entweder mit einer Bohrbüchse oder mit dem neuen röntgendurchlässigen Winkelgetriebe durchgeführt. Die distale Verriegelung ist durch die dünneren Löcher etwas erschwert, bereitet dem Erfahrenen aber keine Schwierigkeiten.

Das Einbringen des Nagels gibt in allen Fällen ein gutes Gefühl, daß der Nagel mit Spannung unter leichtem Schlagen eingebracht werden muß. Auch der Sitz in endgültiger Position durch Einbringen weit nach distal und guten Halt proximal gibt ein gutes Gefühl der Stabilität, welches die experimentellen Ergebnisse bestätigen können [1]. Von dieser Seite neigt man nicht dazu, den Nagel wegen fehlender Stabilität in der Indikationsstellung hintanzuhalten, sondern es steht vielmehr zu erwarten, daß bei weiterhin guten Erfahrungen die Indikation weiter ausgedehnt werden kann.

Komplikationen

Es kam zur zeitgerechten weiteren Ausheilung in den sekundären Fällen und zur zeitgerechten primären Ausheilung bei den beschriebenen primären Fällen.

Bei einem Wechsel vom Fixateur externe zur Marknagelung, später als 3 Wochen, kam es zu einem blanden Infekt, welcher dazu geführt hat, wiederum den Marknagel zu verlassen und neuerlich eine Fixateur-externe-Osteosynthese durchzuführen. Bemerkenswert ist allerdings, daß der eingetretene Infekt distal im Bereich der Verriegelungsschrauben lokalisiert war. Eine Ausbreitung, wie sie bei gebohrten und hohen Marknägeln so gefürchtet wird, konnte nicht beobachtet werden. Allerdings handelt es sich hier um eine Einzelbeobachtung, die sicher durch experimentelle Untersuchungen und weitere klinische Beobachtung gestützt werden müßte.

Zusammenfassung

Neben den Berichten über die erfolgreiche Anwendung der primären Marknagelung mit dem unaufgebohrten Tibiamarknagel bei Frakturen mit Weichteilschaden (geschlossen oder offen) kann aus unserer Klinik auch von guten Erfahrungen bei sog. „sekundären Problemfällen" gesprochen werden. Auch in den Fällen, bei denen aufgrund vorgeschädigter Weichteile sowie endostaler oder periostaler Durchblutung des Knochens, alle weiteren Operationsschritte unter dem Motto der höchstmöglichen biologischen Schonung erfolgen müssen, scheint die unaufgebohrte Marknagelungstechnik sinnvoll. Von seiten der Operationstechnik und späteren Stabilisierung können die positiven Erstberichte unterstrichen werden.

Literatur

1. Haas N, Krettek C, Frigg R, Tscherne H (1993) Erste klinische Erfahrungen mit einem neuen intramedullären Implantat zur Versorgung von Unterschenkelschaftfrakturen mit schwerem Weichteilschaden. 6. Dtsch.-Österr.-Schweiz. Unfalltagung, Wien 1991. Springer, Berlin Heidelberg New York Tokyo
2. Helfet DL, Di Pasquale TG, Howey TD, Sanders R, Zinar D, Popman D, Brooker A (1990) The treatment of open and/or unstable tibial fractures with an unreamed double locked tibial nail. Proceedings of the AAOS conference, New Orleans 1990
3. Klein MPM (1990) Aufbohren oder nicht Aufbohren? Zirkulationsstörung durch Marknagelung an der Hundetibia. Dissertation, Universität Basel
4. Krettek C, Haas N, Schandelmaier P, Frigg P, Tscherne H (1991) Der unaufgebohrte Tibianagel (UTN) bei Unterschenkelfrakturen mit schwerem Weichteilschaden. Unfallchirurg 94:579–587
5. Oedekoven H (1992) Die unaufgebohrte Marknagelung der Tibia. Operat Orthop Traumatol 2:86–96

Der unaufgebohrte solide Tibiaverriegelungsnagel – Indikation und Frühergebnisse

J. Feil[1], W. Fleischmann[2] und O. Wörsdörfer[1]

[1] Klinik für Unfallchirurgie und Orthopädie, Städtisches Klinikum, Pacelliallee 4, 36013 Fulda, Bundesrepublik Deutschland
[2] Abteilung für Unfallchirurgie, Hand-, Plastische- und Wiederherstellungschirurgie, Universitätsklinikum Ulm, Steinhövelstr. 9, 89075 Ulm, Bundesrepublik Deutschland

Mit Einführung der Markraumaufbohrung und später der Verriegelungstechnik zur Vermeidung von Rotationsinstabilitäten, Achsabweichungen und Knochenverkürzungen durch „Teleskopieren" hat sich die Indikationsbreite der Marknagelung als Osteosyntheseverfahren bei langen Röhrenknochen erweitert. Unterschenkelfrakturen mit schweren geschlossenen und offenen Weichteilschäden wurden jedoch überwiegend mit dem Fixateur externe stabilisiert, da die Markraumaufbohrungen infolge thermischer und mechanischer Beeinträchtigung die kortikale (Embolisation intrakortikaler Blutgefäße) und intramedulläre Blutzirkulation stört und zu bohrungsabhängigen Nekrosen führt, was in Kombination mit dem traumatischen Weichteilschaden die Konsolidierung von Knochen und Weichteilen gefährdet [4, 5]. Den Vorteilen des Fixateur externe in der Frühphase folgen im weiteren Verlauf einige Nachteile wie Pinlockerungen und Pininfekte, lange Ausheilzeiten oder Verfahrenswechsel mit Infektrisiko bei aseptischen Heilungsstörungen sowie verminderter Tragekomfort und Patientenakzeptanz [3].

Der in unaufgebohrter Technik eingebrachte solide Tibiaverriegelungsnagel bietet sich als therapeutische Alternative für die Primärversorgung von Frakturen mit Weichteilschäden an, da die zusätzliche Traumatisierung von Knochen und Weichteilen gering ist und die Nachteile des Fixateur externe wegfallen. Infolge des geringeren Durchmessers ist die Rotationsstabilität gegenüber dem gebohrten Marknagel geringer [1, 2], und die in ihrem Durchmesser auf 3,9 mm reduzierten Verriegelungsbolzen sind weniger stabil mit höherem Bruchrisiko.

Material und Methoden

Vom Juni 1991 bis Januar 1992 wurde der UTN bei 7 Frauen und 19 Männern eingesetzt. 19 Fälle waren ausbehandelt, 6 Patienten waren noch nicht zur Vollbelastung freigegeben, und eine multimorbide 79jährige Patientin mit 20 Jahre dialysepflichtiger Niereninsuffizienz war 9 Wochen nach Frakturversorgung an den Folgen eines rechtshirnigen Insultes verstorben. Die meisten Patienten befanden sich in der 3. Lebensdekade.

Bei der Frakturlokalisation dominierte der Übergang vom mittleren zum distalen Drittel (14mal), je 6mal lag die Fraktur im mittleren bzw. distalen Drittel, und 2 Patienten hatten eine Fraktur im proximalen Drittel.

An Frakturtypen fanden sich je 5 Quer- und Torsions- sowie 2 Schrägbrüche. 7 Frakturen wiesen einen typischen Biegungskeil auf. Darüber hinaus zeigte das Röntgenbild 4 Stück- und 2 Mehretagenfrakturen sowie 1 pathologische Fraktur.

Bei 12 Patienten trat die Unterschenkelverletzung isoliert und 7mal im Rahmen eines Polytraumas auf. Bei 8 Patienten wies die gleiche Extremität eine oder mehrere Begleitverletzungen auf, 7mal waren andere Extremitäten mitverletzt.

An lokalen Begleitverletzungen wurden 24 offene oder geschlossene Weichteilschäden sowie 2 Gefäß- und 1 N. peronaeus-Läsion beobachtet. Die Differenzierung der Weichteilschäden entspricht der Klassifikation nach Tscherne und Oestern [6] und ergab 7 Patienten mit GI- und 6 Patienten mit GII-Frakturen. 2 weitere Patienten hatten einen drittgradig geschlossenen Weichteilschaden. Von 9 offenen Frakturen waren 4 in die Kategorie O I, 3 in O II und 2 in O III einzustufen.

Bei 2 Defektfrakturen (Defektstrecke 1 bzw. 2 cm) war eine sekundäre Spongiosaplastik notwendig. Bei 1 Patientin mit einer drittgradig offenen Defektfraktur erforderte die Rekonstruktion des Weichteilmantels eine frühsekundäre mikrovaskuläre Fernlappenplastik (M. latissimus dorsi); in 2 Fällen wurde die Tibia mit myokutanen Verschiebeschwenklappen (M. gastrocnemius) primär gedeckt.

Als Ausgangssituation für die Anwendung des UTN fanden sich 22 frische Frakturen. Je einmal stellte sich die Indikation im Falle einer Pseudarthrose nach Plattenosteosynthese, einer konservativ vorbehandelten Refraktur, und einer 30-Grad-Valgusfehlstellung nach konventioneller Marknagelung (nicht verriegelt, Nageldicke 14 mm!). Bei einer 84jährigen Patientin mit einer pathologischen Tibiafraktur auf dem Boden einer 12 cm langen osteolytischen Hypernephrommetastase mit Einbeziehung des OSG konnte durch die palliative Marknagelung bis in den Kalkaneus die Gehfähigkeit wieder erreicht werden.

Die Erstversorgung erfolgte je 2mal mit Gips, Extension und Fixateur externe. Je einmal wurde von Platte bzw. Marknagel auf UTN „umgestiegen" (s. oben).

Die Lagerung erfolgte ohne Extension auf dem konventionellen Operationstisch mit zusätzlichem „legholder". Das abklappbare Beinteil gestattet zum Einschlagen des UTN eine Flexion bis 120 Grad, das kontralaterale Bein wird zur idealen Plazierung des Bildverstärkers auf einer Göbelbein-Stütze gelagert. Die distale Verriegelung wird in Freihandtechnik durchgeführt, die Röntgenzeiten (BV-Kontrolle beim Einschlagen und Verriegeln) lagen unter 6 s mit Siretron-Technik.

An Nagellängen dominierten die Längen 330 mm (8mal) und 345 mm (9mal), 15mal wurde die Nagelstärke 9 und 11mal ein UTN mit 8 mm Durchmesser gewählt. Entsprechend dem uns zur Verfügung stehenden 1. Modell (ohne dynamisches proximales Gleitloch) wurden 24 Frakturen statisch verriegelt; 2mal erfolgte die Dynamisierung nach 10 bzw. 12 Wochen, und in einem Fall wurde auf die distale Verriegelung verzichtet. Bei einer in den Tibiakopf hineinziehenden proximalen Fraktur konnte am UTN (8 mm Durchmesser) vorbei ein Fixateur externe zur Stabilisierung plaziert werden. Beim jetzt zur Verfügung stehenden Modell erübrigt sich diese zusätzliche Osteosynthese durch die proximalen diagonalen Verriegelungsmöglichkeiten.

Ergebnisse

23 Patienten wurden mit Teilbelastung sofort mobilisiert, bei einem Patienten verzögerte sich die Mobilisation wegen des ausgeprägten Weichteilschadens bzw. der Lappenkonditionierung und 2 Patienten konnten wegen der mitfrakturierten kontralateralen unteren Extremität ebenfalls erst nach 6 Wochen aufstehen. Vollbelastung wurde bei 2 gut abstützenden Frakturen bereits nach 4 bzw 5 Wochen gestattet, 9 Patienten belasteten zwischen der 6. und 12 Woche, 8 Patienten erst nach der 12. postoperativen Woche voll. Bei 6 von 19 Patienten schien die Frakturheilung protrahiert (vollständige Konsolidierung zwischen 16. und 24. Woche), weshalb einmal in Kombination mit dem Nagelwechsel (Nagel zu lang, s. unten) eine Spongiosaplastik erfolgte.

Die Weichteilkonsolidierung war in einem Fall wegen eines posttraumatischen Kompartmentsyndromes mit konsekutiver Faszienspaltung verzögert, bei allen anderen Patienten schien die Weichteilheilung subjektiv beschleunigt, verglichen mit Frakturen gleichen Weichteilschadens und alternativer Osteosynthesetechnik (gebohrter VMN, Fixateur externe, DCP).

An Komplikationen wurden 3 Bohrerbrüche beim Verriegeln über den Einschlagbügel, 3 distale und ein proximaler Verriegelungsbolzenbruch beobachtet. Ein distaler Bolzen war verbogen und wurde vor dem drohenden Bruch vorzeitig entfernt. 2mal wurde der Nagel zu lang gewählt, allerdings ohne Beeinträchtigung der Beweglichkeit im Kniegelenk. Ein oberflächlicher und ein tiefer Infekt (Tibiakopffraktur O III) konnten mit lokalen chirurgischen Maßnahmen in Kürze ausgeheilt werden.

Beurteilung

Unsere ersten Erfahrungen und Ergebnisse mit dem UTN gestatten die Schlußfolgerung, daß mit dem unaufgebohrten Tibianagel die Indikation für den Verriegelungsmarknagel zur primären Osteosynthese bei Unterschenkelfrakturen noch weiter gestellt werden kann. Insbesondere bei Frakturen mit Weichteilschäden einschließlich offener Frakturen 3. Grades hat sich der UTN als primäres Implantat bewährt. Gegenüber dem alternativen Fixateur externe überzeugt als Vorteil der bessere Patientenkomfort sowie das Wegfallen eines Zweiteingriffes in Form des Umsteigens mit zusätzlichem Infektrisiko. Durch die schonende unaufgebohrte Applikation ist der limitierende Faktor für seinen Einsatz nicht der Weichteilschaden, sondern die Lokalisation der Fraktur. Durch die weit distal und proximal (diagnonal) liegenden Verriegelungslöcher können Frakturen, die bis in das Pilon tibiale bzw. den Tibiakopf ziehen, noch erfaßt werden. Der dünne Durchmesser gestattet ferner – falls in „Sonderfällen" erforderlich – das Einbringen zusätzlicher Implantate „am Nagel vorbei". Die hohe Rate der bei uns beobachteten Bolzenbrüche (Dynamisierungszeitpunkt? Vollbelastungszeitpunkt? Bolzendurchmesser? wird noch analysiert.

Literatur

1. Claudi B, Oedekoven G (1991) „Biologische" Osteosynthesen. Chirurg 62:336–337
2. Küntscher G (1962) Praxis der Marknagelung. Schattauer, Stuttgart
3. Oedekoven G, Claudi B, Frigg R (1992) Die Osteosynthese der instabilen offenen und geschlossenen Tibiafraktur mit ungebohrtem Tibiaverriegelungsnagel. Operat Orthop Traumatol 4:86–99
4. Pfister M, Rahn BA, Perren SM, Weller S (1979) Vaskularität und Knochenumbau nach Marknagelung langer Röhrenknochen. Akt Traumatol 9:191–195
5. Rhinelander FW (1973) Effects of medullary nailing on the normal blood supply of diaphyseal cortex. In: A.A.O.S. Instructional Course Lectures. Mosby, St. Louis, p 161
6. Tscherne H, Oestern H-J (1982) Die Klassifizierung des Weichteilschadens bei offenen und geschlossenen Frakturen. Unfallheilkunde 85:111–115

III. Neuentwicklung von Implantaten und Operationstechnik

Plattenosteosynthese mit biologischer Abstützung

K. Wenda

Klinik und Poliklinik für Unfallchirurgie, Universitätsklinikum Mainz, Langenbeckstr. 1, 55131 Mainz, Bundesrepublik Deutschland

Die Marknagelung und insbesondere die Verriegelungsnagelung hat uns gezeigt, daß unter bestimmten biomechanischen Bedingungen Mehrfragmentfrakturen in hervorragender Form knöchern heilen. Bei der geschlossenen Marknagelung bleibt der nach dem Trauma noch vorhandene Weichteilanschluß aller Fragmente erhalten. Die Erhaltung des vaskulären Anschlusses der Fragmente in Analogie zu der durch Klemm u. Schellmann [3] eingeführten intramedullären Schienung von Trümmerfrakturen mit dem Verriegelungsnagel mit ihren hervorragenden Ergebnissen hat die Operationstechnik der Plattenosteosynthese bei Mehrfragment- und Trümmerfrakturen entscheidend verändert.

Tscherne u. Trentz [4] berichten in einer AO-Sammelstudie von 131 Mehrfragment- und Trümmerbrüchen, die damals noch soweit möglich anatomisch reponiert und stabil fixiert wurden, über 20 Pseudarthrosen, 13 Infekte und 24 verzögerte Bruchheilungen. Vergleichende Untersuchungen von Osteosynthesen mit anatomischer Reposition und überbrückender Osteosynthese zeigten später die Überlegenheit der überbrückenden Osteosynthese. Heitemeyer et al. [1] verglichen 39 anatomische Repositionen mit 32 überbrückenden Osteosynthesen und fanden 19 vs. 3 verzögerte Bruchheilungen, 10 vs. 1 Sequesterbildung, 7 vs. 1 Infekt und 3 vs. 1 Plattenbruch. Entsprechend überlegen zeigte sich die Versorgung subtrochantärer Frakturen mit indirekter Reposition ohne Spongiosaplastik zur medialen Abstützung gegenüber der Revision und stabilen Fixierung der medialen Abstützung mit Spongiosaplastik in einer Untersuchung von Kinast et al. [2]. Hier fanden sich verzögerte Heilungen und Pseudarthrosen von 0 vs. 16,6% und Infekte von 0 vs. 20,8%. Diese Untersuchungen zeigen klar die eminente Bedeutung des Weichteilanschlusses der Fragmente.

Operationstechnisch bedeutet dies, daß Trümmerzonen nicht freigelegt und auch Knochenkeile in keinem Falle mit Lambotte- oder Verbrügge-Zangen reponiert und zeitweilig fixiert werden sollten. Erfahrungsgemäß rutschen diese Zangen beim Versuch der anatomiegerechten Reposition häufig und z.T. auch mehrmals ab oder werden mehrfach eingesetzt, so daß letztendlich der mediale Weichteilanschluß erheblich und entscheidend geschädigt ist. Die vorliegenden Untersuchungen zeigen klar, daß das Einpassen medialer Knochenkeile oder gar mehrerer Knochenfragmente nicht erforderlich ist. Operationstechnisch sollte lediglich das Plattenlager sparsam freipräpariert werden. Fixiert man nun die Platte zunächst mit einer Schraube in einem Hauptfragment, so kann dann das zweite Hauptfragment achsengerecht reponiert und mit einer weiteren Schraube an die Platte fixiert werden. Diese Technik schont die Weichteile erheblich gegenüber der konventionellen Technik, bei welcher man die Fragmente zunächst reponiert und mit Zangen fixiert, um dann die Schrauben einzubringen. Selbstverständlich muß die Beinlänge exakt wiederhergestellt werden. Dies ist jedoch auch ohne anatomiegerechte Reposition möglich, wenn man nach Einbringen je 1 Schraube in das proximale und das distale Hauptfragment die Beinlänge intraoperativ mit der Gegenseite vergleicht. Gegebenenfalls kann eine Schraube nochmals entfernt und nach Längenausgleich durch ein anderes Plattenloch nochmals eingesetzt werden. In geeigneten Fällen kann die Platte ohne Freipräparation des Plattenlagers hinter dem intakt belassenen M. vastus lateralis durchgeschoben werden. Diese Technik ist sowohl bei Osteosynthesen von Mehrfragment- und Trümmerfrakturen im Bereich des mittleren Schaftes als auch bei proximalen und distalen Oberschenkelfrakturen möglich. Es wird frakturfern im Fixationsbereich der Platten sparsam freipräpariert, im gesamten Frakturbereich wird der M. vastus lateralis unversehrt belassen. Sicherlich ist nicht die Unversehrtheit des M. vastus lateralis entscheidend, sondern die bei Belassen des Muskels bestehende Schranke gegenüber Weichteilablösungen im Bereich der Fraktur. Die hinter dem M. vastus lateralis durchgeschobene Platte kommt bei langstreckigen Mehrfragment- und Trümmerfrakturen zur Anwendung, die dann meist bis in den trochantären oder den suprakondylären Bereich reichen, so daß meist die Verwendung der Kondylenplatte indiziert ist.

Operationstechnisch wird zunächst die Eintrittsstelle für das Plattensetzinstrument sparsam freipräpariert und dieses eingebracht. Die Kondylenplatte wird um 180° gedreht (die Klinge zeigt auf den Operateur) und mit vorsichtigen Drehbewegungen hinter dem M. vastus durchgeschoben. Dann wird das der Klinge entgegengesetzte Plattenende im Bereich der endständigen 5 Plattenlöcher sparsam freipräpariert. Nun wird die Platte gedreht und das Einschlaginstrumentarium montiert. Nach Entfernung des Plattensetzinstrumentes wird dann unter Zug am Einschlaginstrumentarium die Klinge in die Eintrittsstelle eingeführt. Gegebenenfalls wird das durch den sich ausspannenden M. vastus lateralis etwas erschwerte Manöver durch Zug mit einem Einzinkerhaken am entgegengesetzten Ende der Platte und durch Ausrichten des Klingenkanals durch Manipulation mit einem neben dem Klingenlager zusätzlich eingebrachten Kirschner-Draht erleichtert. Anschließend wird die Beinlänge durch Zug entsprechend der Gegenseite eingestellt und eine Schraube am klingenfernen Ende am besten in das 3. Loch eingebracht. Nun wird die Beinlänge nochmals sorgfältig klinisch mit der Gegenseite verglichen und ggf. durch Versetzen der Schraube in ein anderes Loch korrigiert. Nach Positionierung der Platte ist eine kurze Bildwandlerkontrolle empfehlenswert. Abschließend werden 5 Schrauben am klingenfernen Plattenende und klingennah 1 oder 2 Schrauben, sofern sie den Frakturbereich nicht tangieren, eingebracht.

6 Kondylenplatten wurden hinter dem M. vastus lateralis durchgeschoben. Auch bei allen übrigen Osteosynthesen wurde bewußt auf das Einpassen medialer Knochenkeile und eine anatomiegerechte Reposition verzichtet und der Aufbau der medialen Kortikalis unter sorgfältiger Schonung des medialen Weichteilanschlusses der

Fragmente der biologischen Heilung über Kallus überlassen. Alle 25 Osteosynthesen sind inzwischen konsolidiert, 3mal war nach 6 Wochen eine Spongiosaplastik wegen ausbleibender Kallusbildung erforderlich. Interessanterweise hatten genau die 3 Patienten, bei denen eine Spongiosaplastik durchgeführt werden mußte, Zusatzverletzungen, wegen denen die verletzte Extremität zunächst vollständig entlastet wurde (eine Azetabulum-, eine Tibia- und eine Pilon-tibiale-Fraktur). Offensichtlich fördert die axiale Teilbelastung mit 20 kg die knöcherne Konsolidierung, wohingegen eine vollständige Entlastung die Kallusbildung hemmt. Alle 25 Osteosynthesen konnten nach 5 Monaten vollbelastet werden.

Zusammenfassend stellt die überbrückende Plattenosteosynthese unter weitestgehender Schonung des Weichteilanschlusses der Fragmente bei Mehrfragment- und Trümmerfrakturen des Oberschenkels ein sicheres Verfahren zur Erzielung der knöchernen Ausheilung dar. Die Vorteile der biomechanisch überlegenen Marknagelosteosynthese liegen in der früheren Vollbelastbarkeit. Eine primäre Spongiosaplastik ist bei der Plattenosteosynthese mit größtmöglicher Schonung des Weichteil- und Gefäßanschlusses der Fragmente nicht erforderlich. Die Ergebnisse legen es nahe, bei Mehrfragment- und Trümmerfrakturen des Oberschenkels bei Kontraindikationen oder zu erwartenden Schwierigkeiten (Mehrfachfrakturen insbesondere mit gleichzeitigem Thoraxtrauma, gelenknahe Frakturen) keine Verriegelungsnagelung zu erzwingen, sondern eine Plattenosteosynthese durchzuführen.

Literatur

1. Heitemeyer U, Hierholzer G, Terhorst J (1986) Der Stellenwert der überbrückenden Plattenosteosynthese bei Mehrfragmentbruchschädigungen des Femur im klinischen Vergleich. Unfallchirurg 89:533–588
2. Kinast C, Bolhofner BR, Mast JW, Ganz R (1989) Subtrochanteric fractures of the femur. Results of treatment with the 95° Condylar Blade-Plate. Clin Orthop Relat Res 238:122–130
3. Klemm K, Schellmann WD (1972) Dynamische und statische Verriegelung des Marknagels. Unfallheilkunde 75:568 ff.
4. Tscherne H, Trentz O (1977) Operationstechnik und Ergebnisse bei Mehrfragment- und Trümmerbrüchen des Femurschaftes. Unfallheilkunde 80:221–230

Fixateur interne an Ober- und Unterschenkel

R. Seibold, A. Betz, R. Baumgart und L. Schweiberer

Chirurgische Universitätsklinik München Innenstadt, Nußbaumstr. 20, 80336 München, Bundesrepublik Deutschland

Die sog. biologische Osteosynthese wird als eine Methode beschrieben, die die Traumatisierung des Knochens und insbesondere die der umgebenden Weichteile durch die Operation möglichst gering hält. Nach heutigem Erkenntnisstand werden zahlreiche postoperative Komplikationen der operativen Knochenbruchbehandlung in kausalem Zusammenhang mit Durchblutungsstörungen des Knochens gesehen, die sowohl durch das Trauma, durch den operativen Eingriff als auch durch das Implantat verursacht werden.

Die biologische Osteosynthese beruht im wesentlichen auf indirekten Repositionsmethoden in Kombination mit Implantaten, die die Vaskularität des Knochens möglichst wenig beeinflussen. In diesem Zusammenhang werden nach wie vor jedoch klassische Implantate verwendet, die unter anderen Zielsetzungen entwickelt wurden. Derzeit werden von verschiedenen Seiten Versuche unternommen, sowohl die Plattenosteosynthese als auch die Verriegelungsnagelung so zu modifizieren, daß die Durchblutungsstörungen auf periostaler oder endostaler Seite verringert werden.

Eine weitere Möglichkeit zur Frakturstabilisierung stellt der Fixateur interne dar. Er wird in der Wirbelsäulenchirurgie bereits seit langer Zeit routinemäßig angewendet. Dieses Implantat vermeidet jeglichen Kontakt zum Knochen, dadurch wird das zusätzliche operationsbedingte Trauma vergleichbar gering gehalten, wie bei Osteosynthesen mit dem Fixateur externe. Die Kompromittierung der ossären Durchblutung durch Platte oder Nagel entfällt. Im Gegensatz zum Fixateur externe jedoch besteht keinerlei Verbindung des Osteosynthesematerials zur Körperoberfläche, wodurch jegliche Pinkanalinfektion ausgeschlossen ist. Des weiteren ergibt sich im Gegensatz wiederum zum Fixateur externe eine mechanisch weitaus günstigere Situation durch Änderung der Lagebeziehung zwischen Kraftträger und Knochen.

In 2 tierexperimentellen Vorarbeiten wurde die Anwendungsmöglichkeit des Wirbelsäulenfixateur interne der AO untersucht. Zunächst wurden Querosteotomien, später dann Spiralfrakturen der Schafstibia mit Fixateur interne versorgt. Eine Untersuchung im Methodenvergleich mit Plattenosteosynthese und Verriegelungsnagelung wurde im AO-Forschungszentrum Davos durchgeführt. Es zeigte sich eine sichere knöcherne Durchbauung der Osteotomien bzw. Frakturen. Im histologischen Bild fand sich die knöcherne Spaltheilung bzw. das Bild der sekundären Knochenbruchheilung mit periostaler Kallusbildung. Es traten keine intrakortikalen Nekrosen auf, im Gegensatz zu den Kontrollfällen mit Plattenosteosynthese und Verriegelungsnagelung, die im ersten Fall periostnahe gelegene Kortikalisnekrosen im Bereich des Plattenlagers, und im zweiten Fall zirkuläre endostalnahe Innenschichtschäden mit lokaler Nekrosenbildung aufwiesen.

Nach den positiven Ergebnissen der experimentellen Vorarbeiten wurde die Möglichkeit zur Erweiterung der Indikation für Fixateur-interne-Osteosynthesen an der unteren Extremität, insbesondere am Femur gesehen. Technische Nachteile des Wirbelsäulenfixateurs führten schließlich zur Entwicklung eines speziell den Erfordernissen an langen Röhrenknochen angepaßten Fixateur interne. Erste klinische Fälle werden vorgestellt.

Beispiel: Ein 17jähriger junger Mann kam nach Verkehrsunfall polytraumatisiert in die Klinik mit einer drittgradig offenen Femurfraktur rechts. Es erfolgte in der Stabilisierungsphase zunächst die Versorgung der Weichteilverletzungen mit Weichteildébridement und die Fixierung des reponierten Femurschaftes mit Fixateur externe. Das proximale Schaftfragment war auf einer Strecke von 13 cm aus dem Periostschlauch ausgehülst. Im weiteren Verlauf kam es zur komplikationslosen Weichteilheilung mit späterer sekundärer Meshgraftdeckung. 4 Wochen nach der Erstoperation wurde dann planmäßig der Verfahrenswechsel durchgeführt. Eine Verriegelungsnagelung mit Markraumbohrung erschien zu risikoreich aufgrund des zusätzlichen endostalen Gefäßschadens bei der bereits beträchtlichen periostalseitigen Denudierung. Es wurde somit die Fraktur nach Entfernung des Fixateur externe mit dem Wirbelsäulenfixateur interne der AO versorgt. Zunächst erfolgte die Spongiosaplastik im Bereich des ausgedehnten medialseitigen Kortikalisdefektes. Im weiteren Verlauf kam es dann zur raschen knöchernen Durchbauung: 10 Wochen postoperativ ist die Vollbelastung bei komplikationsloser Weichteilheilung und bereits annähernd seitengleicher schmerzfreier Funktion erreicht.

Die Anwendung des neu entwickelten Fixateur interne für die untere Extremität wurde bisher noch auf spezielle Anwendungsbereiche beschränkt. Es handelt sich dabei um 6 Patienten mit einseitiger Beinlängenverkürzung. Der Längenausgleich wurde in allen Fällen mit Kallusdistraktion mittels externer Fixateurmontage durchgeführt. Nach Abschluß der Verlängerungsphase wurde in Anbetracht der Pinkanalinfektionen bei der noch zu erwartenden langen Verfestigungsphase dann der Verfahrenswechsel durchgeführt und die externen Distraktionssysteme durch den neu entwickelten Fixateur interne ersetzt.

Der Umstieg vom externen System auf ein internes Implantat ist nicht nur mit einer erheblichen Komfortverbesserung, sondern auch mit der Beseitigung von Pinkanalinfektionen und deren Folgen für den Patienten verbunden. Das Knochenregenerat wird unter Vollbelastung aufgrund der Implantateigenschaften dynamisch belastet.

Beispiel: 26jährige Patientin mit Verlängerung des rechten Femur- und Tibiaschaftes. Nach Abschluß der Distraktionsphase wurden beide Systeme durch den Fixateur interne ersetzt. Dabei hat uns sehr überrascht, wie problemlos sich das Implantat selbst am proximalen Unterschenkel in unmittelbarer Gelenknähe gedeckt verankern ließ. Femur- und Tibiaschaft sind inzwischen knöchern voll durchbaut.

Das neu entwickelte Implantat ist ein Fixateur interne mit definierter Elastizität. Die steuerbare Elastizität führt zur gewünschten axialen Minimalbewegung mit Förderung der Kallusbildung. Das Prinzip des Fixateur interne scheint eine geeignete Methode zur Verwirklichung biologischer Osteosynthesen zu sein, da damit die Traumatisierung des Knochens selbst als auch seiner unmittelbaren Weichteilumgebung minimal gehalten wird. Es handelt sich um eine rasch durchführbare und einfache Osteosynthesetechnik, die auch für die Frühversorgung der Femurschaftfrakturen beim polytraumatisierten Patienten in Frage kommt. Zudem handelt es sich um eine Methode, die nicht nur für die Primärversorgung, sondern auch für die definitive Behandlung gleichermaßen geeignet ist.

Der unaufgebohrte Tibianagel (UTN) nach Kallusdistraktion

G. Suger, M. Bombelli und L. Kinzl

Abteilung für Unfallchirurgie, Hand-, Plastische- und Wiederherstellungschirurgie, Universitätsklinikum Ulm, Steinhövelstr. 9, 89075 Ulm, Bundesrepublik Deutschland

Die Kallusdistraktion ist in vielen Bereichen der Unfallchirurgie und Orthopädie zu einem wichtigen Therapieverfahren geworden, mit dem auch komplexe Rekonstruktionen, insbesondere im Hinblick auf Knochensubstanzdefekte und Verkürzungen von Extremitäten, möglich sind.

Die Gesamtbehandlungsdauer läßt sich in 2 Phasen aufteilen. Während bei einer Distraktionsgeschwindigkeit von durchschnittlich 1 mm/Tag, wie sie sich in der klinischen Praxis bewährt hat, der Distraktionszeitraum im wesentlichen nur von der zu verlängernden Strecke oder dem Ausmaß des Knochendefektes abhängig ist, hängt die Reifungszeit des entstandenen Kallus, die etwa 2/3 der Gesamtbehandlungsdauer beansprucht, jedoch von vielen nicht beeinflußbaren Faktoren ab.

Um in dieser statischen Phase (Reifungszeit) der Behandlung die Komplikationshäufigkeit zu reduzieren und gleichzeitig für den Patienten mehr Komfort und damit auch mehr Akzeptanz zu erreichen, bietet sich nun ein Verfahrenswechsel auf ein internes Stabilisationsverfahren nach Abschluß der Distraktionsphase an.

Indikation zum Verfahrenswechsel

Die wesentlichen Probleme der Kallusdistraktion liegen, unabhängig vom verwendeten Distraktionssystem, in der langen Behandlungsdauer und den damit verbundenen Implantatproblemen. In der Häufigkeit der Komplikationen stehen an erster Stelle Pininfekte und dadurch bedingte Schmerzen, gefolgt von Weichteilkomplikationen, wie z.B. Muskelkontrakturen mit nachfolgender Gelenksteife.

Die bisher häufigsten Indikationen für einen Verfahrenswechsel nach Kallusdistraktion ergaben sich nach Segmentverschiebung v.a. im diaphysären Bereich, wenn das verschobene Knochensegment an seiner Spitze teilweise abgedeckt ist und der Anschluß zum distalen Schaftsegment ausbleibt. Der Zeitpunkt dieses Verfahrenswechsels liegt in der Regel jedoch sehr spät, wenn das Kallusregenerat in den meisten Fällen bereits konsolidiert ist. Es gelten hier die Prinzipien der Behandlung einer Nonunion oder bereits manifesten Pseudarthrose.

Gründe für einen Verfahrenswechsel

- Fehlender Anschluß des Verschiebesegmentes nach Knochentransport (Docing)
- Implantatprobleme
- Verzögerte Ossifikation
- Fraktur des Regenerates
- Fehlende Patientencompliance
- Verbesserung der physiotherapeutischen Möglichkeiten
- Psychosoziale Gründe

Voraussetzungen und technische Besonderheiten des Verfahrenswechsels

Nachdem bereits schon früher Verfahrenswechsel auf intern zu applizierende Implantate wie Platten oder konventionelle Marknägel durchgeführt wurden, erscheint uns der unaufgebohrte Tibianagel das biologisch adäquate Verfahren zu sein, welches die geringsten Veränderungen im Distraktionskallus erwarten läßt. Ein Wechsel vom Fixateur externe, welcher permanent die Möglichkeit latenter Pininfekte beinhaltet, auf ein intramedulläres Verfahren wird immer problematisch bleiben und ist nur unter folgenden Voraussetzungen möglich:

- Infektfreiheit (Grunderkrankung/Pins),
- diaphysennahe Regeneratlokalisation,
- offene Markhöhle,
- intakte Weichteilabdeckung.

Bei den von uns gehandhabten Indikationen für den Verfahrenswechsel an der unteren Extremität ergaben sich unter den genannten Bedingungen Ausschlußkriterien für einen großen Teil unserer Patienten.

Bei einer Gesamtzahl von 73 Patienten, die mittels Kallusdistraktion behandelt wurden, war in 37 Fällen der Unterschenkel betroffen. Die überwiegende Anzahl (27) davon war aus Gründen einer anders nicht beherrschbaren Knocheninfektion für dieses Behandlungsverfahren ausgewählt worden. Davon entfielen 10 auf chronische Verläufe mit teilweise sklerosierter, verschlossener Markhöhle, auch z.T. entfernt vom eigentlichen Entzündungsherd. Bei einem Teil unserer Patienten mußten wegen Gelenkzerstörung oder wegen Infekt das Pilon oder das OSG reseziert und eine Segmentverschiebung auf den Talus oder Kalkaneus durchgeführt werden.

Bei den oben angegebenen Patienten, wie auch bei denen, bei denen das distale Tibiaende betroffen war, ist die Nagelung a priori ausgeschlossen, da die erforderliche Strecke für die Verriegelung nicht gegeben war.

Technik des Verfahrenswechsels

Die technische Durchführung des Verfahrenswechsels ist abhängig vom Behandlungszeitpunkt und wird bestimmt von den biomechanischen Eigenschaften des Kallusregenerates; sie ist prinzipiell als einzeitiges oder mehrzeitiges Vorgehen möglich.

Verfahrenswechsel in der frühen Behandlungsphase

Einzeitiges Vorgehen (bei Infektfreiheit):
– Fersenbeinextension oder alternativ
– passagerer Fixateur externe
intraoperativ zur Erhaltung der erreichten Länge des Distraktionskallus.

Zweizeitiges Vorgehen (bei Pininfektion):
– Fixateurumsetzung als Rahmenfixateur durch den dorsalen Tibiakopf und Kalkaneus bis zur sicheren Ausheilung evtl. vorhandener Pininfekte an den ehemaligen Pineintrittsstellen.

Verfahrenswechsel in einer späten Behandlungsphase

– Direkte Nagelung (bei Infektfreiheit) oder
– Interimslösung mit Gips/Brace bis zum Ausheilen der Pineintrittsstellen.

Zusammenfassung

Nachdem ein Verfahrenswechsel von einem Fixateur-externe-Verfahren auf einen intramedullären Kraftträger aufgrund der Möglichkeit latenter Pininfekte immer mit einem erhöhten Risiko verbunden ist, kann ein solcher Wechsel u.E. nicht als Standardvorgehen empfohlen werden. Er muß solchen Fällen vorbehalten bleiben, bei denen die Schwere der Komplikationen mit dem ursprünglichen Verfahren das erhöhte Risiko des Verfahrenswechsels aufwiegt.

Falls ein solcher Verfahrenswechsel durchgeführt werden muß, steht mit dem soliden Tibianagel und seiner speziellen Implantationsweise ein Verfahren zur Verfügung, mit dem es möglich ist, unter den genannten Bedingungen ein biologisches Verfahren wie die Kallusdistraktion durch ein wenig invasives internes Stabilisationsverfahren zu ergänzen. Am Unterschenkel sehen wir die Indikation für einen Verfahrenswechsel auf den intramedullären Kraftträger in der frühen Behandlungsphase der Kallusreifung v.a. in schweren Fällen von Weichteilkomplikationen, wie z.B. Gelenkkontrakturen, die einer forcierten Physiotherapie zugeführt werden müssen. Während der späten Kallusreifungsphase stehen die Fälle von Nonunion nach Segmentverschiebung im Vordergrund. Hier wie auch in den seltenen Fällen von verzögerter oder hypotropher Regeneratbildung bei liegendem Nagel kann eine längere Zeitspanne bis zur endgültigen Ausreifung des Kallus bzw. Segmentanschluß abgewartet werden. In der Regel kann hier der Verfahrenswechsel dann ohne weitere Zwischenlösungen in Form von Fixateuren (Spacer) erfolgen, da zu den fortgeschrittenen Zeitpunkten der Kallusreifungsphase das Regenerat seine kontraktilen Eigenschaften verloren hat.

IV. Neue Aspekte der unfallchirurgischen Akutversorgung von Wirbelsäulenverletzungen

Biomechanik und Unfallmechanismus der thorakolumbalen Wirbelsäule

C. Ulrich

Unfallchirurgische Klinik, Klinik am Eichert, 73006 Göppingen,
Bundesrepublik Deutschland

Einleitung

Angesichts einer überwältigenden Fülle von biomechanischen Erkenntnissen, die insbesondere in den letzten 20 Jahren gewonnen wurden [4], erscheint es vermessen, diese Thematik in Kurzform abhandeln zu wollen. Nachdem aber die Vorteile der offenen Frakturstabilisation die Zurückhaltung vor operativen Eingriffen in diesem Bereich haben vergessen lassen und insbesondere speziell für instabile Situationen neue Implantate entwickelt werden konnten, hat sich bald gezeigt, daß beste Ergebnisse nur auf der Basis einer klaren Verletzungsanalyse und einer fundierten Kenntnis der Ausgangssituation in Verbindung mit dem Wissen um die Leistungsfähigkeit einzelner Implantate zu erzielen waren.

Deshalb sollte gerade angesichts des o.a. erwähnten Erkenntnisreichtums dem praktisch tätigen Wirbelsäulenchirurgen die Möglichkeit eines raschen Überblicks im Sinne einer Einführung in die Problematik geboten werden.

Um den Erwartungen an die biomechanische Wissenschaft gerecht werden zu können, müssen für den Kliniker sowohl ihre *Aufgaben* als auch ihr *Stellenwert* definiert werden.

Aufgaben und Stellenwert der Wirbelsäulenbiomechanik

Die Konfrontation mit einer instabilen Wirbelsäule beginnt mit der Analyse der Verletzung. Dazu gehört nach gegenwärtigem Kenntnisstand

1. die körperliche Untersuchung,
2. Röntgenaufnahmen und Computertomogramm,
3. die Kenntnis der Biomechanik.

Hieraus sollen die Kriterien für das therapeutische Vorgehen evaluiert werden.

Die Kenntnis der Biomechanik muß

- die normale Funktion der Wirbelsäule,
- den Verletzungsmechanismus, und
- die Implantatmechanik berücksichtigen können.

Damit wären zunächst der klinische Stellenwert und eine der Aufgaben umrissen.

Analyse der nativen Wirbelsäule

Zur Analyse der nativen Wirbelsäule müßten die biomechanisch relevante Anatomie und die mit dieser Anatomie zusammenhängenden physikalischen Gesetze untersucht werden.

Ohne in Details gehen zu wollen, haben wir es an der Wirbelsäule mit Wirbelkörpern, Bandscheibe und Ligamenten zu tun, dem funktionellen Bewegungssegment (K. Junghanns).

Im Bereich der *thorakalen* Wirbelsäule ist als biomechanisch relevante Struktur zusätzlich der Rippenkorb als Stabilisator zu berücksichtigen, über die gesamte Wirbelsäule die Muskulatur und, last not least, sogar das Rückenmark und die Nervenwurzeln.

Bewegungen bestimmter Wirbelsäulenabschnitte finden *ausschließlich* im sog. Bewegungssegment statt, und zwar dem dreidimensionalen Aufbau entsprechend *entlang* und *um* die 3 Raumachsen x, y und z, die jeweils senkrecht aufeinanderstehen.

Zusammen mit den jeweiligen Richtungen ergeben sich daraus insgesamt 6 Freiheitsgrade der Bewegung. Unter realen Bedingungen sind diese Achsen aber nicht als Punkte zu sehen, sondern als Flächen, die in den verschiedenen Abschnitten der Wirbelsäule für die jeweilige Bewegung durchaus an verschiedenen Positionen liegen können und ihre Ausdehnung während der Bewegung ändern.

Innerhalb der einzelnen Bewegungssegmente nehnen wir diese Flächen momentane oder aktuelle Rotationsachsen (Instantaneous oxis of rotation: IAR) für Flexion/Extension, Rotation und laterale Biegung.

Eng an diese Anatomie gekoppelt sind 3 Prinzipien, die auch miteinander zusammenhängen:

1. die diskoligamentäre Vorspannung,
2. die Stellung der Gelenkflächen, und
3. die Kopplung der intersegmentalen Bewegungen.

Die Vorspannung bewirkt die Eigenelastizität der Wirbelsäule. Unter Torsion nimmt die Steifigkeit der Wirbelsäule zu, während sie unter Flexion abnimmt, da unter Torsion alle ligamentären Elemente maximal angespannt sind.

Alle 3 Prinzipien zusammen sind verantwortlich für die typische Kinematik der Wirbelsäule bzw. des jeweiligen Wirbelsäulenabschnittes.

Diese Kinematik innerhalb des Bewegungssegmentes ist dreidimensional, so daß White u. Panjabi [4] beispielsweise die Achse für Torsionsbewegungen als „helikal" bezeichnen; die Stellung der Gelenkflächen bestimmt die jeweiligen Bewegungsausmaße und -schwerpunkte und führt zur Kopplung der intersegmentalen Bewegungen. Diese besagt, daß es an der Wirbelsäule keine reinen Bewegungen um oder entlang der oben angegebenen Achsen gibt, sondern daß jede Bewegung dreidimensional an eine andere gekoppelt ist.

So gibt es keine eigene Bewegungsachse für die Seitwärtsbiegung, sondern diese erfolgt über die Torsion – jede Torsion ist an eine Seitwärtsbiegung gekoppelt und umgekehrt.

Analyse des Verletzungsmechanismus

Eine Analyse des Verletzungsmechanismus kann ohne Kenntnis dieser inneren Zusammenhänge nicht sinnvoll durchgeführt werden.

Die Verletzung selbst ist die Summation verschiedener Einwirkungen, wozu die primäre Wirbelsäulenposition, die Richtung der Gewalt, ihre Geschwindigkeit, ihr Angriffspunkt, ihre Höhe und die jeweilige Position von Kopf und Brustkorb gehören.

Als dies summiert sich zum Hauptverletzungsvektor, dem „major injuring vector" (MIV).

Die Wirbelsäule bzw. das Bewegungssegment reagiert nun unter dem Effekt des Traumas entsprechend seinen Hauptbewegungsachsen, so daß wir im Röntgenbild entsprechend den oben dargestellten Zusammenhängen und Möglichkeiten lediglich die Folgen der Hauptverletzungsvektoren sehen können, bei denen entweder Kompression/Distraktion, Flexion/Extension oder Rotation überwiegt.

Torsionen führen sicher immer zu den schwersten Verletzungen, während Flexion/Extension und Kompression/Distraktion graduell leichtere Verletzungen erzeugen können.

Eine weitere Aufgabe der Biomechanik im Rahmen der Verletzungsanalyse ist die Erarbeitung von Kriterien, die ein operatives Vorgehen indizieren.

Übereinstimmend wird als Hauptkriterium für die Operation neben der neurologischen Indikation die Stabilität des Bewegungssegmentes bezeichnet.

Die Kriterien für die Stabilität kann der Kliniker hauptsächlich aus dem Dislokationsgrad und aus dem Verletzungstyp erkennen. Ein Verletzungstyp kann nur innerhalb einer klaren Klassifikation festgelegt werden.

Eine allgemein akzeptierte einheitliche Klassifikation bzw. Typisierung der Wirbelsäulenverletzungen liegt zwar vor [2], die typischen Verletzungen lassen sich jedoch noch kürzer in einer von Gertzbein, Harms und Magerl vorgestellten Einteilung [1] zusammenfassen, die die Hauptbewegungs- und Verletzungsachsen berücksichtigt. Sie unterscheidet im Bereich der thorakolumbalen Wirbelsäule die Verletzungstypen A, B und C. Von A–C nimmt die Verletzungsschwere zu und die Stabilität ab.

Nach diesem Vorschlag handelt es sich beim Typ A um eine Wirbelkörperverletzung mit *Kompression*, wobei 1 oder 2 Säulen verletzt sind. Röntgenologischer Ausdruck dieser Verletzung ist der *Höhenverlust*. Im CT imponiert bei Typ A1 die Impaktierung, bei Typ A2 die Spaltung (crush-cleavage) und bei Typ A3 die Berstung.

Beim Typ B sind ventrale und dorsale Elemente betroffen und es hat eine *Distraktion* stattgefunden.

Es sind alle 3 Säulen betroffen ± Typ A und man findet eine *Elongation* der Wirbelkörperdistanz. Unterschieden wird in Typ B1 mit dorsaler ossärer Zerreißung, B2 mit dorsaler ligamentärer Zerreißung, und B3 mit ventraler Zerreißung.

Beim Typ C schließlich sind ventrale und dorsale Elemente unter *Rotation* betroffen. Alle 3 Säulen sind verletzt in Kombination mit Typ A oder B und es hat eine *Rotationsdislokation* stattgefunden.

C1 stellt die Kombination mit Typ A dar, C2 die Kombination mit Typ V, und C3 die sog. Rotationsscherung („slice-fracture").

Im allgemeinen sind ossäre Verletzungen prognostisch günstiger als ligamentäre. Dies wurde schon sehr früh, insbesondere im Bereich der Kniebandchirurgie, erkannt. Man kann allgemein – cum grano salis – sagen, daß die ossäre Heilung mit einem Festigkeitsgewinn, und daß die ligamentäre Heilung mit einem Festigkeitsverlust einhergeht.

Da die ligamentäre Heilung unzuverlässig ist und die kritischen Wirbelsäulenverletzungen sich im Bewegungssegment, also unter Beteiligung der diskoligamentären Anteile, abspielen, liegt es nahe, hier eine ossäre Heilung herbeiführen zu wollen. Dies ist der Grundgedanke der Spondylodese – Osteosynthesen an der Wirbelsäule sind demnach eher die Ausnahme.

Deshalb sollte keine Spondylodese ohne Spongiosaplastik durchgeführt werden. Während die aktuelle Stabilität durch das Implantat gesichert ist, wird die permanente Stabilität durch knöcherne Heilung herbeigeführt.

Implantateigenschaften

Als letzter Punkt soll die Biomechanik Stellung nehmen zu den Implantaten, und zwar nicht nur in bezug auf ihre Stabilität, sondern auch auf ihre Leistung, denn Implantateigenschaften sind ebenso Versatilität und Praktikabilität. Zur Beurteilung eines Implantates müssen also mehrere Kriterien Berücksichtigung finden [3].

Den wünschenswerten Stellenwert der Biomechanik für den Kliniker hat A. L. Nachemson in seinem Vorwort für die 2. Auflage des Buches *Clinical biomechanics of the spine* [4] folgendermaßen formuliert:

> „Let it be a challenge for all the clinicians who consult the pages of this book, to bring the level of clinical treatment of our patients in the 90s up to the same level of knowledge that biomechanicians reached in the 80s.

Literatur

1. Bötel U (1992) Klassifikation und Indikationsstellung bei Wirbelsäulenverletzungen. Langenbecks Arch Chir Suppl (Kongreßbericht 1992):263–270
2. Magerl F (1985) Der Wirbel-Fixateur externe. In: Weber BG, Magerl F (Hrsg) Fixateur externe. Springer, Berlin Heidelberg New York Tokyo
3. Ulrich Ch, Wörsdörfer O (1989) Biege- und Rotationsstabilität des Fixateur externe und interne an der LWS – eine vergleichende Studie. In: Stuhler Th (Hrsg) Fixateur externe – Fixateur interne. Springer, Berlin Heidelberg New York Tokyo, S 65–68
4. White III AA, Panjabi M (1990) Clinical biomechanis of the spine. Lippincott, Philadelphia

Die Fixateur-interne-Osteosynthese unter dem Gesichtspunkt der Ligamentotaxis

W. Schlickewei, E. H. Kuner und A. Kuner

Abteilung Unfallchirurgie, Chirurgische Universitätsklinik, Hugstetter Str. 55,
79106 Freiburg, Bundesrepublik Deutschland

Das Standardverfahren bei der Behandlung instabiler Wirbelfrakturen im Bereich der unteren Brust- und der Lendenwirbelsäule ist die dorsale Stabilisierung der Fraktur mit einem Fixateur interne (Dick 1984). Diskutiert wird die Möglichkeit der intraoperativen Repositionskontrolle und die Abgrenzung der Verfahrensgrenzen, sowie die Frage, ab wann ein kombiniertes, ventraldorsales Vorgehen erforderlich ist.

Behandlungskonzept

Das in unserer Klinik durchgeführte Behandlungskonzept bei instabilen Frakturen im BWS-/LWS-Bereich ist standardisiert. Ein präoperatives Computertomogramm ist ebenso obligat wie ein präoperatives neurologisches Konsil. Die Operation wird möglichst innerhalb der ersten 24 h, abhängig vom Allgemeinzustand des Patienten, durchgeführt. Bei Bestehen oder Auftreten neurologischer Symptomatik wird unmittelbar operiert. Die kurzstreckige Fixateurmontage mit intra- bzw. interkorporeller Spongiosplastik ist das Stabilisierungsverfahren der Wahl. In der Nachbehandlung steht die Frühmobilisation mit intensiver Physiotherapie im Vordergrund.

Nach diesem Konzept wurden seit 1985 insgesamt 137 Patienten mit einem Fixateur interne versorgt. 73 Patienten waren mehrfachverletzt, bei insgesamt 15 Patienten bestand ein Polytrauma. Eine neurologische Symptomatik nach Unfall wiesen 84 dieser Patienten auf, 7 davon hatten eine komplette Querschnittslähmung.

Repositionstechnik und -kontrolle

Bei dorsalen Stabilisierungsverfahren kann zwischen einer offenen direkten sowie einer geschlossenen indirekten Reposition gewählt werden. In der Regel ist die Lordosierung und Distraktion mit dem Fixateur interne nach unserer Erfahrung eine indirekte geschlossene Reposition möglich (Kuner et al. 1992). Nur in Ausnahmefällen ist eine Laminektomie bzw. Hemilaminektomie zur Reposition und Repositionskontrolle notwendig. Nicht abschließend beantwortet ist die Frage, auf welchem Wirkungsprinzip die geschlossene Reposition beruht: Handelt es sich um eine Ligamentotaxis (Vidal et al. 1979; Kuner et al. 1992) oder, wie z.T. diskutiert, um ein Vakuumphänomen?

Die intraoperativ zur Verfügung stehenden Kontrollverfahren sind die Myelographie und die intraoperative Sonographie (Degreif et al. 1991). Für die Sonographie gilt allerdings, daß bei diesem Verfahren eine sog. Laminotomie erforderlich wird, so daß man sie nur mit Einschränkung als geschlossenes Verfahren bezeichnen kann. Die intraoperative Myelographie, die in ihrer Wertigkeit z.T. angezweifelt wird (Russe et al. 1991), muß zur besseren Beurteilbarkeit als Ausgangsbefund bereits vor der Instrumentierung und endgültigen Reposition durchgeführt werden. Nach Reposition kann der Befund kontrolliert werden. Eine dann sichtbare Befundänderung ist als solche nach unserer Erfahrung sicher verwertbar und kann als repositionsbedingt angesehen werden. Das Risiko einer Fehlinterpretation des intraoperativen Myelographiebefundes kann so deutlich gesenkt werden.

Ligamentotaxis

Dem von Hoffmann (1953) geprägten Begriff der Osteotaxis haben Vidal et al. (1979) den Begriff der Ligamentotaxis entgegengesetzt. Sie beschreiben diese als die Auswirkung von Zug über die von der Verletzung nicht betroffenen angrenzenden Knochenzonen. Dieser Zug bewirkt eine Distraktion der kapsuloligamentären Strukturen. Wenn durch diesen Mechanismus eine Reposition möglich ist, nennen sie dies Ligamentotaxis.

An der Wirbelsäule stehen als wirksame Strukturen für die indirekte Reposition von Fragmenten das Lig. longitudinale anterius, das Lig. longitudinale posterius und das Periost zur Verfügung. Das entscheidende anatomische Substrat zur Reposition durch Ligamentotaxis der in den Spinalkanal dislozierten Fragmente des Wirbelkörpers ist das Lig. longitudinale posterius. Zur Morphologie und Funktion dieses Bandes liegen Untersuchungen von Prestar u. Putz (1982) vor, die an 124 Wirbelsäulenpräparaten durchgeführt wurden. Sie konnten zeigen, daß das Ligment aus einer oberflächlichen und einer tiefen Schicht besteht. Die tiefe Schicht divergiert im Bereich der Disci und strahlt in die Anuli fibrosi ein. Die oberflächliche Schicht ist ab L3/4 nur als dünnes, fadenförmiges Bündel vorhanden.

Eigene Untersuchungen

Zur Beantwortung der Frage, ob eine Ligamentotaxis auch bei Wirbelfrakturen angenommen werden kann, wurde der Grad der Wiederherstellung der Spinalkanalweite in Abhängigkeit von

1. der Lokalisation der Fraktur,
2. der Zeit zwischen Unfall und Operation,
3. dem Ausmaß der traumabedingten Einengung,
4. der Wiederherstellung der lichten Weite und Erholung des neurologischen Status

überprüft. Bei insgesamt 51 Patienten lagen prä- und postoperative CT-Kontrollen vor. Die Spinalkanalweite wurde mittels computergestützter Planimetrie (Sigma-Scan-Jandel) berechnet und statisch nach dem Wilcoxon-Test ausgewertet. Es handelte sich um eine Zufallsauswahl. Patienten ohne präoperative Einengung des Spinalkanals wurden in der Untersuchung nicht berücksichtigt. Insgesamt wurden bei jedem Patienten prä- und postoperativ 3 Messungen durchgeführt: Die Weite des Spinalkanals im angrenzenden Wirbelkörper oberhalb und unterhalb, und die größte Einengung im Bereich des betroffenen Spinalkanals wurde in Relation gesetzt und die Einengung nach Trauma sowie die Aufweitung postoperativ im Verlauf ausgewertet. Die Untersuchungsgruppen wurden entsprechend der Klassifikation nach Wolter (Wolter 1985) in 3 Gruppen eingeteilt: Einengung des Spinalkanals bis 1/3, bis 2/3 und über 2/3.

Ergebnisse

In der Gruppe der Patienten mit einer Einengung des Spinalkanals bis 1/3 konnte eine Wiederaufweitung des Spinalkanals auf die normale Weite erreicht werden. Bei der

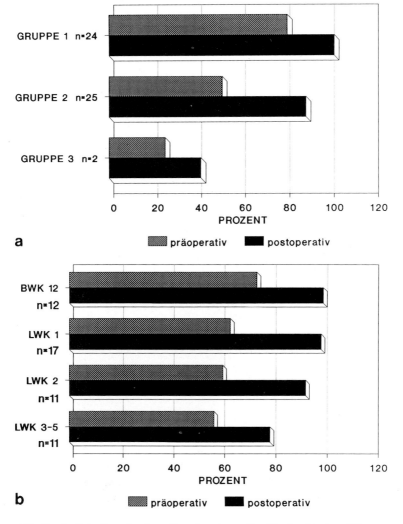

Abb. 1 a, b. Spinalkanalweite, prä- und postoperative Planimetrie (n = 51)

Gruppe 2 betrug die Wiederaufweitung im Durchschnitt bis 89,5%, während in der Gruppe 3 nur eine Wiederaufweitung auf 42% erreicht werden konnte (Abb. 1a). Bei der Auswertung der Planimetrieresultate in Abhängigkeit vom Frakturlevel zeigte sich, daß bei Frakturen fzwischen BWK 12 und LWK 2 eine Wiederaufweitung bis auf 93–99% der Spinalkanalweite erreicht werden konnte, während bei 11 Frakturen zwischen LWK 3 und LWK 5 eine Wiederaufweitung nur auf durchschnittlich 79,2% der Spinalkanalweite gelang (Abb. 1b).

Schlußfolgerungen

Bei einer Verlegung des Spinalkanals bis zu 1/3 ist eine vollständige anatomische Wiederherstellung möglich. Bei Verlegung des Spinalkanals bis zu 2/3 ist eine fast vollständige Wiederherstellung der lichten Weite zu erwarten, während bei einer Verlegung des Spinalkanals über 2/3 eine wirksame Ligamentotaxis nicht zu erwarten ist, v.a. nicht bei Frakturen von LWK 3–5.

Die statistische Auswertung der Planimetrieergebnisse zeigt, daß nach dem Wilcoxon-Test die Wiederherstellung der lichten Weite durch die Ligamentotaxis hochsignifikant ist. Die Auswertung in Abhängigkeit von der Frakturlokalisation zeigt, daß auf der Höhe von LWK 3–5 ein signifikanter Restdefekt verbleibt. Zwischen dem Grad der Wiederherstellung und dem Zeitpunkt der Operation läßt sich bei einem 14-Tage-Intervall kein statistischer Zusammenhang nachweisen, wenn primär reponiert wurde.

Zusammenfassung

Bei Frakturen ab LWK 3 und tiefer kann nicht immer eine wirksame Reposition über Ligamentotaxis erwartet werden. Bei Einengung des Spinalkanals um mehr als 2/3 ist in der Regel keine ausreichende Reposition über die Ligamentotaxis zu erwarten. Deswegen ist bei Frakturen ab LWK 3 und tiefer sowie bei Frakturen mit Einengung des Spinalkanals über 2/3 i.allg. eine offene Reposition mit Revision des Spinalkanals anzuraten, wenn nicht intraoperativ zweifelsfrei eine exakte Repositionskontrolle gegeben ist.

Literatur

1. Degreif J, Wenda K, Ahlers J, Ritter G (1991) Die intraoperative Sonographie des Wirbelkanals – experimentelle Standardisierung. Erste klinische Erfahrungen. Chir Forum 1991:235–239
2. Dick W (1984) Innere Fixation von Brust- und Lendenwirbelfrakturen, 1. Aufl. Huber, Bern Stuttgart Toronto (Aktuelle Probleme in Chirurgie und Orthopädie, Bd 28)
3. Hoffmann R (1953) Osteotaxis: Trancutaneous osteosynthesis by means of screws and ball and socket joints. Gead, Paris
4. Kuner EH, Kuner A, Schlickewei W, Wimmer B (1992) Die Bedeutung der Ligamentotaxis für die Fixateur-interne-Osteosynthese bei Frakturen der Brust- und Lendenwirbelsäule. Chirurg 63:50–55

5. Prestar FJ, Putz R (1982) Das Ligamentum longitudinale posterius – Morphologie und Funktion. Morphol Med 2:181–189
6. Russe O, Bötel U, Biebach A (1991) Intraoperative Myelographie, prä- und postoperatives CT. Vergleich der Wertigkeit bei der Sofort- und Frühversorgung instabiler Brüche der BWS und LWS. Hefte Unfallheilkd 220:175–176
7. Vidal J, Buscayret C, Connes H (1979) Treatment of articular fracture by „ligamentotaxis" with external fixation. In: Brooker AS, Edwards CC (eds) External fixation. Williams & Wilkins, Baltimore
8. Wolter D (1985) Vorschlag für eine Einteilung von Wirbelsäulenverletzungen. Unfallchirurg 88:481–484

Komplikationen mit dem Fixateur interne

J. Feil und O. Wörsdörfer

Klinik für Unfallchirurgie und Orthopädie, Städtisches Klinikum, Pacelliallee 4, 36013 Fulda, Bundesrepublik Deutschland

Einleitung

Bei der Behandlung instabiler Wirbelsäulenverletzungen gehen heute die Anforderungen an ein Stabilisierungssystem über Gewebeverträglichkeit, Übungsstabilität mit entsprechender Frühmobilisierung und Wiederherstellung der anatomischen Wirbelsäulenform hinaus.

Mit dem Fixateur interne entwickelte Dick [4, 5] ein Stabilisierungssystem für Frakturen und diskoligamentäre Verletzungen der unteren Brust- und der Lendenwirbelsäule, welches die systembedingten, aus der biomechanischen Wirkungsweise resultierenden, auch bei optimaler Instrumentation unvermeidlichen Nachteile der vorhandenen dorsalen Fixationssysteme [10] beseitigt.

Seine Anwendung setzt jedoch ein hohes Maß an operativer Erfahrung, technischem Know-how und biomechanischem Verständnis der Wirbelsäule voraus, um seine Vorteile voll auszunutzen und die im folgenden aufgeführten systembedingten, operationstechnischen und indikatorischen Fehlermöglichkeiten zu vermeiden.

Systembedingte Fehler

Materialermüdung

Materialermüdungen treten bei jedem Implantat nach einer bestimmten Anzahl von Wechselbiegebelastungen auf. Die Grenze der Dauerfestigkeit wird nach einer bestimmten Zeit und Anzahl von Belastungszyklen erreicht. In diesem Zeitraum sollten

Frakturen geheilt sein, damit das Implantat nicht mehr sämtliche Belastungen übernehmen muß.

Da beim Fixateur interne in der Regel ein freies Bewegungssegment überbrückt wird, sind Ermüdungsbrüche der Schanz-Schrauben nach einer bestimmten Zeit zu erwarten [2]. In experimentellen Untersuchungen [9] wurde bei einer Belastung von 300 Newton mit 3,5 Millionen Lastwechseln die Ermüdungsgrenze noch nicht erreicht. Klinische Untersuchungen haben ergeben, daß Brüche der Schanz-Schrauben in weniger als 10% der Fälle ohne Verlust der Stabilität und ohne Korrekturverluste beobachtet wurden [4, 8]. Frühzeitige Materialbrüche dagegen können zu Korrekturverlusten führen. In einer Serie von 80 Patienten traten bei Dick [6] Brüche der Schanz-Schrauben in 5 Fällen auf, wobei einmal eine Neuinstrumentierung notwendig wurde. Aebi [1] beobachtete 7 Brüche von Schanz-Schrauben in einer Serie von 200 Fällen ohne Korrekturverluste. Bei gesichertem Durchbau der Fraktur sollte daher zur Vermeidung einer Materialermüdung das Implantat innerhalb von 12 Monaten entfernt werden.

Lockerung der Klemmverbindungen

Eine Lockerung der Klemmverbindungen zwischen Schanz-Schraube und Längsträger mit Verlust der Winkelstabilität ist bei zyklischer Belastung möglich, wenn die Muttern intraoperativ nicht durch Zusammendrücken des Mutternhalses in die Gewindestababflachung gesichert werden.

Im eigenen Krankengut erforderte eine frühzeitige Lösung der winkelstabilen Verbindung mit Verlust der Stabilität und Rekyphosierung der Fraktur eine erneute Reinstrumentierung.

Eigene experimentelle Untersuchungen ergaben, daß es bei zyklischer Belastung bis zur Ermüdungsgrenze nicht zu einem Lösen der Klemmbacken kommt, wenn die Muttern in der oben beschriebenen Weise gesichert wurden.

Montagefehler

Wird die Klemmbacke irrtümlich um 180 Grad verdreht auf die Schanz-Schrauben gesetzt, greift ihr Zackenhalbkranz nicht mehr in den Rillenkranz der Winkelbacke und führt zu einem Verlust der Winkelstabilität. Ist aus Abstandsgründen ein Umkehren der Klemmbacken erforderlich, so müssen die gesamten Winkelbacken mit der Zackenbeilagsscheibe auf der Gewindestange umgedreht werden.

Operationstechnische Fehler

Fehlplazierung der transpedikulären Schrauben

Komplikationsmöglichkeiten mit dem Fixateur interne sowie mit allen anderen transpedikulären Implantaten sind in erster Linie durch Fehlplazierungen der transpedikulären Verankerung gegeben [3, 4, 12]. Die Plazierung hat mit Bildwandlerkontrolle und einer hohen Präzision zu erfolgen, dennoch werden trotz dieser immer wieder geforderten Sicherheitsmaßnahmen Fehlplazierungen von etwa 10% in der Literatur angegeben [12, 14]. In den meisten Fällen handelt es sich aber nicht um eine vollständige Fehlplazierung außerhalb der Bogenwurzel, sondern um Perforationen entweder medial, lateral, kranial oder kaudal. Bei vollständiger medialer Fehlplazierung wird gerade im thorakalen Bereich mit großer Wahrscheinlichkeit das Rückenmark geschädigt. Bei medialer Perforation besteht zwischen neuralen Strukturen und Pedikelwand noch ein Sicherheitsabstand, so daß Schädigungen neuraler Strukturen eher nicht zu erwarten sind. Es wäre jedoch denkbar, daß epidurale Blutungen zu einer sekundären Schädigung führen können. Werden die Schanz-Schrauben zu weit lateral und nicht konvergierend plaziert, ist eine Verminderung der Stabilität durch den nur kurzstreckigen Halt im dorsalen Anteil der Bogenwurzel gegeben. Im eigenen Krankengut konnte in einem Fall eine Rekyphosierung einer aufgerichteten Fraktur beobachtet werden.

Bei kranialer Perforation der Bogenwurzel ist die Verankerungsfestigkeit durch die Lage in der Bandscheibe vermindert und der Diskus eines gesunden Bewegungssegmentes geschädigt.

Bei kaudaler Perforation besteht aufgrund der topographischen Lage der Nervenwurzel am Unterrand der Bogenwurzel die größte Gefahr ihrer Schädigung. Diese kaudale Perforation sollte unter allen Umständen vermieden werden.

Im eigenen Krankengut konnte aufgrund computertomographischer Untersuchungen nach Metallentfernungen bei insgesamt 120 Bogenwurzeln in 12 Fällen (10%) eine inkorrekte Schraubenlage nachgewiesen werden. In den meisten Fällen handelte es sich um eine Perforation der Bogenwurzel lateral. In einem Fall mit einer medial fehlplazierten Schanz-Schraube war es zu einer Wurzelschädigung gekommen.

Zur Vermeidung von Fehlplazierungen ist neben einer exakten radiologischen Lokalisation der Bogenwurzel das von Daniaux [3] empfohlene schrittweise Aufreiben der Bogenwurzel mit Steinmann-Nägeln von aufsteigendem Durchmesser zu empfehlen. Dadurch wird die Gefahr der Perforation der Bogenwurzel mit dem Bohrer vermieden, die Steinmann-Nägel zentrieren sich bei gefühlvoller Anwendung von selbst in den Bogenwurzelkanal. Unter Anwendung der von Dick [4] angegebenen Bogenwurzellokalisationen und der Technik zum Einsetzen der Schanz-Schrauben lassen sich diese Komplikationsmöglichkeiten deutlich vermindern.

Ventrale Perforation der Schanz-Schrauben

Zu tiefes Eindrehen der Schanz-Schraube mit Perforation der dünnen Wirbelkörperwand birgt die Gefahr einer Gefäßverletzung. Bei der Bildwandlerkontrolle muß die runde Wirbelkörperform mitberücksichtigt werden, da bei geringer Schraubenkonvergenz die Wirbelkörpervorderwand bereits perforiert sein kann, bevor sie projektionsbedingt diese erreicht zu haben scheint [5]. Eine über die Wirbelvorderwand hinausgedrehte Schanz-Schraube kann über Stichinzision ohne Lösen der Mutter mit der Schraubenfaßzange in den Wirbelkörper zurückgedreht werden.

Intraspinale Spongiosaplastik

Die transpedikuläre Spongiosplastik nach Daniaux [3] birgt bei unsachgemäßer Aus-
führung und medialer Bogenwurzelperforation die Gefahr des Einbringens von Spongiosa in den Spinalkanal mit kompressionsbedingter Myelonschädigung. Den Autoren
sind 3 Fälle von intraspinaler Spongiosaplastik mit nachfolgender Paraplegie bekannt.
   Zur Vermeidung dieser schwerwiegenden Komplikation ist eine Aufweitung der
Bogenwurzel ohne Perforation anzustreben. Der Fülltrichter muß bis in den ventralen
Anteil des Wirbelkörpers reichen, damit das Transplantat nicht in den Wirbelkanal
eindringen kann [3, 4]. Der im AO-Instrumentarium aufgeführte Ohrtrichter ist zu
kurz und sollte aus diesen Gründen nicht mehr verwendet werden. Der von Daniaux
[3] entwickelte verlängerte Trichter mit Reservoir läßt bei korrekter Anwendung
diese schwerwiegende Komplikation vermeiden. Von unkontrolliertem maschinell-
pneumatischem Einbringen der Spongiosa ist dringend abzuraten.

Fehlende Querstabilisierung

Da es sich beim Fixateur interne um 2 separate Implantate an je einer Bogenwurzel-
reihe ohne Querverbindung handelt und die Schanz-Schrauben und in den Klemmbacken drehbar bleiben, ist eine Seitverschiebung bei fehlender knöcherner Seitenstabilität möglich [15]. Durch die Drehbarkeit der Schanz-Schrauben kann aus der hinteren Rechteckkonstruktion eine parallelogrammartige Seitverschiebung eintreten. Dies
ist bei sämtlichen Rotationsverletzungen der Wirbelsäule möglich, da die Gelenkfort-
sätze in der thorakolumbalen und lumbalen Wirbelsäule durch ihre sagittale Stellung
keine seitliche Stabilität mehr gewährleisten. Nach Laminektomien oder ausgedehnten Tumorresektionen ist ebenfalls die ossäre Seitenstabilität der Wirbelsäule nicht
mehr vorhanden und demnach eine Querstabilisierung erforderlich.

Ungenügende Kyphosekorrektur

Eine ungenügende Korrektur der sagittalen Fehlstellung mit dem Fixateur interne ist
eine der häufigsten operationstechnischen Probleme und wird vielfach zu Unrecht
dem System angelastet. Die Ursache dieser Fehlermöglichkeit liegt in der biomechanischen Eigenschaft des Fixateur interne, der seine systembedingten Rotationszentren
weit außerhalb der natürlichen Rotationszentren der Wirbelsäule hat. Die Ursache der
unbefriedigenden Reposition ist meist Folge der Distraktion ohne vorherige Aufrichtung der Kyphose [4]. Sind beim Zusammendrücken der dorsalen Schraubenenden die
Backen mit den Distraktionsmuttern auf den Stab fixiert, so liegt der Drehpunkt der
Schanz-Schraube in der Achse der Klemmbacke. Dieses Rotationszentrum liegt dorsal und kranial des eigentlichen Rotationszentrums der Wirbelsäule. Durch Drehung
der Schanz-Schrauben in dem vorgegebenen Rotationszentrum des Fixateur interne
würde es beim Versuch der Lordosierung zu einer Distraktion der Wirbelsäule kommen.

Eine rechnerische Analyse unter idealisierten Bedingungen hat ergeben, daß pro 10 Grad Drehung (Lordosierung) in der Klemmbacke eine Höhenzunahme der Wirbelkörperhinterkante von 5 mm resultiert. Bei einer Korrektur der Wirbelsäule mit einer Fehlstellung von 30 Grad würde unter diesen Bedingungen die Wirbelsäule sich im Bereich der Hinterkanten um etwa 17 mm distrahieren. Da das hintere Längsband und in vielen Fällen auch das vordere Längsband bei den meisten Frakturtypen intakt ist, ist eine Distraktion der Wirbelsäule nicht möglich. Eine Korrektur des Wirbelsäulenprofils wird damit undurchführbar.

Zur exakten Repositionstechnik ist daher pro 10 Grad Korrekturwinkel ein freier Gleitweg von 4–5 mm zwischen Distraktionsmutter und Backe auf dem Gewindestab erforderlich. Dadurch wird ohne Gefahr der Kompression von Hinterkantenfragmenten in den Spinalkanal, die virtuelle Hinterkante des Wirbelkörpers aufrechterhalten. Dieses Repositionsmanöver ist mehrfach zu wiederholen, bis die Wirbelsäule im sagittalen Profil eingestellt ist. Danach erst erfolgt die Distraktion mit dem Aufrichten der Fragmente.

Fehlende ventrale Spongiosaplastik

Flexionskompressionsfrakturen mit keilförmiger Destruktion des Wirbelkörpers sollten nach dem Aufrichten mit einer transpedikulären Spongiosaplastik unterfüttert werden, um ein sekundäres Zusammensintern nach Entfernen des Osteosynthesematerials zu vermeiden. Eine fehlende ventrale Spongiosaplastik kann infolge fehlender ventraler Abstützung zu Ermüdungsbrüchen des Implantates führen. Korrekturverluste innerhalb des Wirbelkörpers wurden im eigenen Untersuchungsmaterial nur bei fehlender transpedikulärer Spongiosaplastik beobachtet. Dagegen waren im Nachuntersuchungszeitraum bei allen Patienten Korrekturverluste wegen Zusammensintern der Bandscheibe von durchschnittlich 4 Grad nachweisbar. Die transpedikuläre Resektion der Bandscheibe und das Einbringen von Spongiosa in Wirbelkörper und Zwischenwirbelraum kann diese sekundären Korrekturverluste vermeiden.

Anhand computertomographischer Untersuchungen bei 40 Patienten nach erfolgter Metallentfernung konnte jedoch festgestellt werden, daß trotz ausgiebiger Spongiosaplastik zum Teil erhebliche Resthöhlen im Wirbelkörper verbleiben können. In 2 Fällen konnten wir noch nach 2 Jahren sekundäre Rekyphosierungen beobachten. Bei ausgedehnten Zertrümmerungen des Wirbelkörpers scheint demnach die Indikationsgrenze der dorsalen Fixationssysteme erreicht zu sein.

Indikatorische Fehler

Aufgrund der bisherigen klinischen und biomechanischen Erfahrungen hat sich der Fixateur interne als zuverlässiges Stabilisationsverfahren durchgesetzt. Die kurzstreckige Stabilisierung sowie die vielseitige Anwendbarkeit, unabhängig vom Verletzungstyp, erlauben eine nahezu uneingeschränkte Anwendbarkeit. Dennoch bestehen indikatorische Grenzen.

Osteoporose

Frakturen bei ausgedehnter Osteoporose gewährleisten keinen ausreichenden Halt der Schanz-Schrauben in den Bogenwurzeln. Korrekturverluste durch Auslockern des Systems sind die Regel. Eine instrumentelle Korrektur eines osteoporotischen zusammengesinterten Keilwirbels verursacht bereits intraoperativ ein Wandern der Schanz-Schrauben in der weichen Spongiosa.

Da eine Osteoporosefraktur nicht aus einzelnen Fragmenten besteht, die Spongiosastruktur dagegen komprimiert und ausgebuchtet ist, lassen sich größere Spinalkanaleinengungen durch Distraktion nicht beseitigen. Beim Vorliegen von signifikanten spinalen Raumforderungen mit dem Nachweis neurologischer Begleitverletzungen besteht eine Indikation für anterolaterale Dekompression mit kombinierter ventrodorsaler Spondylodese.

Veraltete Frakturen

Bei mehr als 10 Tagen alten Frakturen ist eine Reposition dislozierter Hinterkantenfragmente nicht mehr gewährleistet. Innerhalb 1 Woche können bereits Kallusformationen und das „Abbinden" des Frakturhämatoms eine Reposition der Fragmente unmöglich machen.

Das Einschlüpfen des hinteren Kantenfragmentes in sein ursprüngliches Bett kann bereits durch geringfügige Kallusmasse verhindert werden. Beim Vorliegen signifikanter Spinalkanaleinengungen mit neurologischer Begleitsymptomatik ist die anterolaterale Dekompression mit kombinierter ventrodorsaler Spondylodese vorzuziehen.

Ausgedehnte Destruktion des vorderen Pfeilers

Ausgedehnte Berstungsfrakturen des Wirbelkörpers mit Zerstörung beider Bandscheiben und dislozierten Hinterkantenfragmenten sind wegen der beschränkten Rekonstruktionsmöglichkeiten des vorderen Pfeilers durch den transpedikulären Zugang eine Indikation für die ventrale Rekonstruktion. Nicht selten werden bei diesen ausgedehnten Berstungsbrüchen auch Risse der ventrolateralen oder dorsalen Dura mit Luxation der Kaudafasern beobachtet [11]. Mit dem kombinierten ventrodorsalen Verfahren lassen sich neben der optimalen Stabilisierung und Wiederherstellung des Wirbelsäulenprofils auch diese folgeträchtigen Verletzungen zuverlässig behandeln.

Da mit der Distraktions-Repositionsmethode nicht mit Sicherheit alle Fragmente aus dem Spinalkanal reponiert werden können, bevorzugen wir bei ausgedehnten Trümmerfrakturen mit Einengung des Spinalkanals über 20% sowie regelmäßig bei neurologischen Begleitverletzungen, die anterolaterale Dekompression und Spondylodese mit dorsaler Absicherung der Korrektur durch einen Fixateur interne.

Computertomographische Untersuchungen bei 40 Patienten nach Metallentfernung haben ergeben, daß trotz regelrechter Reposition Resteinengungen bis 15% des Spinalkanals in nahezu 90% der Fälle nachweisbar waren. Die klinische Relevanz von

Resteinengungen ist z.Z. noch nicht geklärt. Eigene Beobachtungen von Langzeitverläufen zeigen deutliche Remodellierungsvorgänge im Spinalkanal mit partieller Wiederherstellung der Weite des Spinalkanals.

Freie Fragmente im Spinalkanal

Flexions-Distraktionsverletzungen mit Ruptur des hinteren Längsbandes sowie freie, durch das hintere Längsband in den Spinalkanal perforierte Fragmente lassen sich durch Distraktion und Ligamentotaxis nicht reponieren. Bei radiologischem Nachweis freier Spinalkanalfragmente, freier Bandscheibensequester und bei Flexions-Distraktionsverletzungen mit Einengung des Spinalkanals ist die anterolaterale Dekompression mit kombinierter ventrodorsaler Spondylodese indiziert.

Zusammenfassung

Der Fixateur interne und seine Modifikationen [8] ermöglichen im Unterschied zu den dorsal distrahierenden Stabsystemen durch kurzstreckige, winkelstabile Fixation eine übungsstabile, korsettfreie Frühmobilisation und vermeiden Gangbildveränderungen bei aufgehobener Lendenlordose [13], überstreckungsbedingte Hüftschmerzen [7] und beim Paraplegiker nicht kompensierbare Bewegungseinschränkung [4] durch langstreckige Fusionen. Der Fixateur interne ist nicht nur bei den verschiedenen thorakolumbalen und lumbalen Frakturentypen, sondern auch bei posttraumatischen Fehlstellungen, Wirbelsäuleninstabilitäten, Spondylolisthesen, lumbosakralen Fehlbildungen, Wirbeltumoren und Wirbelmetastasen vielseitig verwendbar. Er eignet sich besser als alle anderen dorsalen Systeme zur Frakturreposition, erfordert wenig Spezialinstrumente und ist auch nach vorausgegangener Laminektomie gut anwendbar.

Gute anatomische und biomechanische Kenntnisse, dreidimensionales Vorstellungsvermögen und das Beherrschen sämtlicher erforderlicher Zusatzeingriffe sind unverzichtbar.

Eine exakte Operationstechnik und ausreichende Erfahrung, die Kenntnis seiner indikatorischen Grenze sowie das Beherrschen alternativer Stabilisationsverfahren sind eine Voraussetzung, um technische, operationstaktische und indikatorische Fehler und deren häufig irreversiblen Folgen zu verhindern. Der indikatorische Wandel und nicht zuletzt auch die Vermeidung von Fehlschlägen sind Folgen einer ständigen kritischen Überprüfung der eigenen Resultate.

Literatur

1. Aebi M (1989) Bericht: Produktentwicklung AO, Labortestanweisung 6.10.43. 109200100. Fa. Robert Mathys
2. Ashman RB, Galpin RD, Corin JD, Johnston CE (1989) Biomechanical analysis of pedicle screw instrumentation system in a corpectomy model. Spine 1412:1398–1405

3. Daniaux H (1986) Transpedikuläre Reposition und Spongiosaplastik bei Wirbelkörperbrüchen der unteren Brust- und Lendenwirbelsäule. Unfallchirurgie 89:197–213
4. Dick W (1987) Innere Fixation von Brust- und Lendenwirbelfrakturen. Huber, Bern (Aktuelle Probleme in Chirurgie und Orthopädie Bd 28)
5. Dick W, Kluger P, Magerl F, Wörsdörfer O, Zäch G (1985) A new device for internal fixation of thoracolumbar and lumbar spine fractures: the Fixateur interne. Paraplegia 23:225–232
6. Dick W (1989) Bericht: Produktentwicklung AO, Labortestanweisung 6.10.43 109200100. Fa. Robert Mathys
7. Hasday CA, Passoff TL, Perry J (1983) Gait abnormalities from iatrogenic loss of lumbar lordosis secondary to Harrington Instrumentation in lumbar fractures. Spine 8:501
8. Kluger P, Gerner HJ (1986) Das mechanische Prinzip des Fixateur externe zur dorsalen Stabilisierung der Brust- und Lendenwirbelsäule. Unfallchirurgie 12:68–79
9. Mathys R (1989) Bericht: Produktentwicklung AO, Labortestanweisung 6.10.43 1092.00100. Fa. Robert Mathys
10. McAfee PC, Yuan HA, Frederickson BE, Lubicky JP (1985) Complications following Harrington instrumentation for fractures of the thoracolumbar spine. J Bone Joint Surg [Am] 67:672–686
11. Pickett J, Blumenkopf B (1989) Dural lacerations and thoracolumbar fractures. J Spinal Disord 2/2:99–103
12. Roy-Camille R, Saillant G, Mazel C (1986) Internal fixation of the lumbar spine with pedicle screw plating. Clin Orthop 203:7–17
13. Wasylenko M, Skinner SR, Perry J, Antonelli DJ (1983) An analysis of posture an gait following spinal fusion with Harrington instrumentation. Spine 8:840–845
14. Weinstein JN, Spratt KF, Spengler D, Brick C (1989) Spinal pedicle fixation: Reliability and validity. Orthop Trans 13/1:36–37
15. Wörsdörfer O, Arand M, Claes L (1988) Querstabilisierung des Fixateur interne an der Wirbelsäule. Unfallchirurgie 14/1:50–55

Vermeidung des sekundären Höhenverlustes beim Fixateur interne

M. Richter-Turtur

Chirurgische Universitätsklinik München Innenstadt, Nußbaumstr. 20, 80336 München, Bundesrepublik Deutschland

Der Fixateur interne hat sich als ausgezeichnetes Implantat erwiesen. Gegenüber den früher üblichen Harrington-Stäben und dorsalen Platten liefert der Fixateur interne bessere orthopädische Ergebnisse mit deutlich weniger Komplikationen.

Trotzdem ist auch der Fixateur interne nicht unproblematisch, insbesondere bezüglich des auch bei diesem dorsalen Implantat möglichen sekundären Höhenverlustes, den wir v.a. in der Anfangszeit unserer Erfahrungen mit diesem Instrumentarium erleben mußten.

Beispiel: Instabile Berstungsfraktur eines 20jährigen Patienten, die wir zunächst gut operativ reponieren und transpedikulär mit Spongiosa unterfüttern konnten; im weiteren Verlauf enttäuschte jedoch das Ergebnis mit 25° posttraumatischer Kyphosierung.

Die Ursachen dafür liegen in 2 Bereichen:

1. in der technischen Anwendung,
2. in der Biologie der Knochenheilung.

Technische Anwendung

Der Fixateur interne besticht durch sein Konstruktionsprinzip der winkelstabilen Verbindung von Schrauben und Längsträgern, hat jedoch auch den Nachteil einer Kraftflußumlenkung von der bei intakten Verhältnissen tragenden vorderen Säule auf die 2 hinteren Säulen, wie sie von Louis [1] beschrieben wurden. Nur bei optimaler Positionierung und Montage kann eine solche Konstruktion stabil sein.

Zuerst gilt es, die Schanz-Schrauben optimal zu positionieren, d.h. sie müssen exakt in der Bogenwurzel zu liegen kommen. Im Zweifelsfall muß die korrekte Position im Bildwandler punktgenau axial zur Schanz-Schraube kontrolliert werden. Die Schrauben müssen außerdem konvergent aufeinander zulaufen. Die Schraubenspitze muß in der vorderen Kortikalis des Wirbelkörpers zu liegen kommen. Beim Eindrehen der Schraube spürt man hier einen deutlich steigenden Widerstand mit Zunahme der Festigkeit. Diese Position garantiert nicht nur die größtmögliche Länge im Knochen, darüber hinaus wird mit Zunahme der Konvergenz die Steifigkeit der Konstruktion in sich gesteigert, da die Kippinstabilität des Wirbelkörpers in frontaler Ebene vermindert wird. Wir haben kürzlich diese Korrelation von Konvergenz und Stabilität mechanisch gemessen und bestätigt (die Ergebnisse werden in Kürze veröffentlicht werden). Außerdem konnte experimentell verifiziert werden, daß die ansteigende Position der Schanz-Schrauben die Stabilität der Konstruktion erhöht, da hier eine Art Gleitmechanismus nach dorsal besteht, während die Positionierung der oberen Schanz-Schrauben in kaudaler Richtung ein umgekehrtes Gleitmoment nach ventral und damit in Richtung Auslockerung entstehen läßt. Läßt sich, aus welchen Gründen auch immer, diese ansteigende Position nicht realisieren, so sollte zumindest ein langes Gewinde zur Erhöhung der Auszugsfestigkeit verwendet werden, oder – besser noch – eine sog. Revisionsschraube mit Spongiosagewinde.

Auch hier muß betont werden, daß nach der Positionierung der Schanz-Schrauben das Repositionsmanöver in der richtigen Reihenfolge durchgeführt werden muß. Der erste Schritt der Reposition besteht im Lordosierungsmanöver. Erst nach der erfolgten Lordosierung (für die wir ein neues Hilfsinstrumentarium entwickelt haben) darf die Extension erfolgen. In umgekehrter Reihenfolge würde das bereits extendierte vordere Längsband die gewünschte Lordosierung verhindern.

Nicht nur bei Translationsverletzungen, sondern grundsätzlich soll der Querstabilisator angewendet werden. Durch ihn erhöht sich die Gesamtstabilität der Montage, wie wir ebenfalls messen konnten, um ca. 30%.

Durch Anwendung des Querstabilisators erhöht sich allerdings die besondere Gefahr im Falle einer Auslockerung des Fixateurs, da die zueinander konvergent fixierten Schanz-Schrauben beim Auswandern nach dorsal wie Klemmbacken auf die neuralen Strukturen wirken können.

Biologie der Knochenheilung

Die knöcherne Ausheilung der Wirbelfraktur wird neben der mechanischen Stabilität durch die Besonderheiten der *biologischen Knochenregeneration* am Wirbel beeinflußt. Es sei hier daran erinnert, daß der Verletzungsmechanismus bei Kompressionsverletzungen in einer Explosion des Nucleus pulposus in den Wirbelkörper besteht. Der dadurch entstehende Defekt im Wirbelkörper, der auch computertomographisch nachweisbar ist, kann durch spontane Knochenregeneration des Wirbelkörpers nicht aufgefüllt werden. Dies konnte durch unsere eigenen Untersuchungen tierexperimentell nachgewiesen werden [2]. Es zeigte sich, daß die Knochenneubildung am Wirbelkörper signifikant langsamer abläuft als am Extremitätenknochen. Außerdem waren Knochendefekte, die mit Bandscheibengewebe gefüllt waren, am wenigsten regenerationsfähig.

Dies ist der Grund dafür, daß bei Substanzdefekten im Wirbelkörper eine Auffüllung dieses Defektes durch die transpedikuläre Spontiosaplastik erzielt werden muß. Zusätzlich soll dabei die traumatisierte Bandscheibe ausgeräumt und ebenfalls mit Knochentransplantat aufgefüllt werden.

Von 1988–1991 versorgten wir 64 Wirbelsäulenverletzungen durch Fixateur interne. Davon erhielten 18 Patienten eine auf den Wirbelkörper beschränkte transpedikuläre Spongiosaplastik, während bei 25 Patienten die Spongiosaplastik auf den traumatisierten Zwischenwirbelraum ausgedehnt wurde. Bei insgesamt 25 Patienten liegen Nachuntersuchungsergebnisse 1 Jahr nach Metallentfernung vor. Die mit erweiterter transpedikulärer Spongiosaplastik versorgten Patienten zeigten ein signifikant besseres Spätergebnis (10°).

Literatur

1. Louis R (1977) Les théories de l'instabilité. Rev Chir Orthop 63:423–425
2. Richter-Turtur M (1991) Klinische und experimentelle Ergebnisse der Knochenheilung nach Wirbelsäulenläsionen. Habilitationsschrift, LMU München

V. Zum Problem der Reposition der Hinterkantenfragmente

Gibt es ein Remodelling an belassenen, den Spinalkanal einengenden Hinterkantenfragmenten?

M. Arand[1], L. Kinzl[1] und O. Wörsdörfer[2]

[1] Abteilung für Unfallchirurgie, Hand-, Plastische- und Wiederherstellungschirurgie, Universitätsklinikum Ulm, Steinhövelstr. 9, 89075 Ulm, Bundesrepublik Deutschland
[2] Klinik für Unfallchirurgie und Orthopädie, Städtisches Klinikum, Pacelliallee 4, 36013 Fulda, Bundesrepublik Deutschland

Wirbelkörperverletzungen mit Hinterwandzerstörung führen infolge von Fragmenteinsprengungen in den Spinalkanal zu dessen knöcherner Einengung, was neurogene Strukturen schädigen kann.

Bietet die konservativ funktionelle Behandlung kaum Möglichkeiten, dislozierte Hinterwandfragmente zu reponieren, so kann im Rahmen operativer Maßnahmen einerseits indirekt durch Distraktion am betroffenen Bewegungssegment oder aber direkt durch Instrumentation die Rekonstruktion der Spinalkanalgeometrie erreicht werden.

Inwieweit aber die anatomische Rekonstruktion, verbunden mit den Gefahren instrumenteller Repositionstechniken, kompromißlos anzustreben ist und wann Fragmente im Spinalkanal belassen werden dürfen, wird unter dem Aspekt der Spätfolgen, wie z.B. Spinalkanalstenose oder chronische Myelopathie, kontrovers diskutiert.

Da aktuelle Angaben der Literatur ein Remodelling posttraumatischer Spinalkanalstenosen beschreiben, studierten wir am eigenen spezifischen Krankengut den Ein- und Umbauprozeß von den Spinalkanal einengenden Fragmenten.

Material und Methoden

12 Patienten, die zwischen 1985 und 1991 mit Verletzungen der Lebenwirbelsäule operativ behandelt wurden, gelangten zur Auswertung.

Bei allen Verletzungen handelte es sich um A2- oder A3-Kompressionsverletzungen, 8mal war der LWK 1, 3mal LWK 2 und einmal LWK 3 betroffen.

Ausnahmslos erfolgte die operative Stabilisation von dorsal, in 7 Fällen mit einem Fixateur interne, ansonsten mit dem Druckplattenfixateur.

Die autologe Spongiosaplastik zur intrakorporellen Defektauffüllung erhielten 4 Patienten über den transpedikulären Zugang, die Rekonstruktion der frakturierten

Wirbelkörperhinterwand wurde in keinem Fall durch direkte Reposition vorgenommen, da man sich stets mit der indirekten Distraktionstechnik am geschädigten Bewegungssegment begnügte.

Neben konventionellen Röntgenaufnahmen in 2 Ebenen ermöglichten prä-, postoperativ und im Langzeitintervall standardisiert angefertigte 3-mm-Dünnschnitt-CT die Beurteilung der Spinalkanalweite.

Um reproduzierbare repräsentative Schichten im CT zu erhalten, wurde der erste Schnitt jeweils tangential durch die dorsale obere Wirbelkörperbegrenzung gelegt.

Die planimetrisch ermittelten Querschnittsflächen des Spinalkanals auf Höhe des Verletzungsniveaus setzten wir in Relation zur Spinalkanalfläche des unverletzten darunterliegenden Wirbels.

Ergebnisse

Eine lückenlose Dokumentation mit prä-, postoperativen und Langzeit-CT-Befunden (4–49 Monate) war bei 12 Patienten gegeben, in 2 Fällen verfügten wir postoperativ nur über eine konventionelle Tomographie.

Bei den Patienten hatte die Verletzung der Wirbelsäule mit Wirbelkörperhinterwandeinsprengung in den Spinalkanal zu dessen flächenmäßiger Querschnittsverminderung um 15–60% gegenüber der Norm geführt.

Bei 2 Patienten entstand die Einengung durch spitzwinklige, nur wenig Raum einnehmende Fragmente.

Breitbasige, stempelförmige Protrusionen der Wirbelkörperhinterwand beobachteten wir bei 10 Patienten.

Die intraoperativ angewandte indirekte Reposition durch Distraktion vermochte über Ligamentotaxis oder das „Vakuumphänomen" in einem nur geringen Prozentsatz die präoperativ ermittelten Querschnittsverminderungen des Spinalkanals um 5 bis maximal 10% aufzuweiten.

Während des postoperativen Verlaufs erreichte nur 1 Patient mit spitzwinkligem Hinterwandfragment und einer präoperativen Einengung des Spinalkanals von 15% völlige Wiederherstellung der normalen Spinalkanalweite.

Das Remodelling bei weiteren 8 Patienten führte zu Reststenosen des Spinalkanals zwischen 5 und 30%. In 3 Fällen blieb die erhoffte Erweiterung des Spinalkanals aus. Die breitbasigen Hinterwandfragmente blieben unverändert in Position und engten den Spinalkanal auf Verletzungsniveau bleibend um 1/3 ein.

Spitzwinklige Fragmente scheinen frühzeitig resorbiert zu werten, wohingegen breitbasige Hinterwandprotrusionen erst nach 4 Monaten Tendenzen der Dekortikalisierung erkennen lassen (Tabelle 1).

Diskussion und Zusammenfassung

Die computertomographischen Verlaufsbeobachtungen der Spinalkanalweite nach Trauma und Operation lassen erkennen, daß die intraoperative Reposition von im Spinalkanal liegenden Knochenfragmenten durch Distraktion zumindest im Bereich der oberen LWS wenig effizient ist.

Tabelle 1. Spinalkanalremodelling (n = 12) – (*BB* breitbasig, *SW* spitzwinklig)

Lokalisation			Spinalkanaleinengung in %	
Kontrollintervall (Monate)		Fragmentform	CT prä-/postoperativ	CT-Spätkontrolle
LWK II	49	BB	20	10
LWK I	36	BB	60	15
LWK I	20	SW	15	0
LWK I	19	BB	30	30
LWK I	18	BB	60	30
LWK II	18	BB	20	5
LWK I	16	BB	50	20
LWK I	14	SW	30	5
LWK I	11	BB	25	25
LWK I	8	BB	30	20
LWK II	4	BB	40	30
LWK III	4	BB	25	25

Offensichtlich erreicht die nach ventral gerichtete Kraft des durch die Distraktion angespannten hinteren Längsbandes nicht aus, um die Verkeilung der Hinterwandfragmente zu beheben [4].

Daraus ergibt sich die therapeutische Konsequenz, stenosierende Hinterkantenfragmente insbesondere beim Vorliegen neurologischer Begleitverletzungen durch direkte Instrumentation zu reponieren bzw. die Fragmente über einen dorsalen oder ventralen Zugangsweg zu entfernen.

Die weiteren Verlaufsbeobachtungen ließen bei 9 von 12 Patienten sekundäre Erweiterungen des postoperativ eingeengten Spinalkanals erkennen. Dabei scheint uns das Remodelling am Spinalkanal abhängig zu sein von der Fragmentform. Während breitbasige Fragmente mit großflächigem Kontakt zum Verbund und relativ kleiner Oberfläche nur partiell resorbiert werden, kommt es beim spitzwinkligen Fragment mit kleinem Verbundkontakt und großer Oberfläche zu annähernd kompletter Resorption.

Die Umbauprozesse am Spinalkanal setzen früh postoperativ ein und sind spätestens nach 3 Jahren abgeschlossen, da sich zu diesem Zeitpunkt im Bereich der veränderten Wirbelkörperhinterkante eine Neokortikalis ausgebildet hat und weitere Reparationsvorgänge unwahrscheinlich sind.

Im Zusammenhang mit Ergebnissen anderer Kliniken [1–3] kann abschließend die Aussage getroffen werden, daß die in den Spinalkanal einengenden, nicht reponierten Wirbelkörperhinterwandfragmente einem Ab- und Umbau unterliegen. Dieses Remodelling führt zu sekundärer Aufweitung des posttraumatisch bzw. postoperativ eingeengten Spinalkanals, allerdings wird extrem selten die normale Spinalkanalweite wieder erreicht.

Die vorsichtige Interpretation dieser Beobachtung scheint ein zurückhaltendes Vorgehen bei der Behandlung asymptomatisch bleibender, in den Spinalkanal eingesprengter Wirbelkörperhinterwandfragmente zu rechtfertigen.

Literatur

1. Chakera TM, Bedbrook G, Bradley CM (1988) Spontaneous resolution of spinal canal deformity after burst-dispersion fracture. AJNR 9:779–785
2. Fidler M (1988) Remodelling of the spinal canal after burst fracture. J Bone Joint Surg [Br] 70:730–732
3. Johnsson R, Herrlin K, Hägglund G, Strömqvist B (1991) Spinal canal remodelling after thoracolumbar fractures with intraspinal bone fragments. Acta Orthop Scand 62/2:125–127
4. Sim E (1991) Reposition von dislozierten Wirbelkörperfragmenten bei Frakturen am thorakolumbalen Übergang und der Lendenwirbelsäule. Unfallchirurg 94:554–559

Die computertomographische Kontrolle der gedeckten Hinterwandreposition bei Frakturen der unteren Brust- und Lendenwirbelsäule

P. Seykora[1], H. Daniaux[1], A. Pallua[2], Th. Lang[1], A. Kathrein[1] und A. Genelin[1]

[1] Universitätsklinik für Unfallchirurgie Innsbruck, Anichstr. 35, A-6020 Innsbruck
[2] Institut für Computertomographie der Neurologischen Universitätsklinik Innsbruck, Anichstr. 35, A-6020 Innsbruck

Einleitung

Das primäre Ziel in der Behandlung von Frakturen an der Brust- und Lendenwirbelsäule ist dasselbe wie am gesamten Bewegungsapparat, nämlich die Wiederherstellung der schmerzfreien statischen, dynamischen und protektiven Funktion der Wirbelsäule. Während sich in der letzten Zeit zumindest im europäischen Sprachraum die Indikationen zur operativen Behandlung von Frakturen der Brust- und Lendenwirbelsäule und deren technische Richtlinien immer klarer abzeichnen, sind wichtige Details der Erstbehandlung konservativer bzw. perioperativer Natur weiterhin strittig.

Die Notwendigkeit der möglichst frühen gedeckten Reposition bei Frakturen der Brust- und Lendenwirbelsäule wurde lange vor der operativen Ära von Böhler (1951) postuliert und deren Sinn wird heute sicher nicht mehr in Frage gestellt, wogegen die Notwendigkeit der offenen Reposition von persistierenden Hinterkantenfragmenten insbesondere im thorakolumbalen Übergangsbereich weiterhin strittig ist.

Im Folgenden soll nach kurzer Vorstellung des Behandlungsregimes beim frischen Wirbelsäulenverletzten inklusive der Technik der gedeckten Reposition auf die Problematik der persistierenden Hinterkantenfragmente hingewiesen werden.

Patientengut und Behandlungsregime

An der Universitätsklinik für Unfallchirurgie in Innsbruck werden jährlich ca. 200 Wirbelsäulenverletzungen diagnostiziert, davon allein ca. 120 in der Region Brust- und Lendenwirbelsäule. Von dieser Gruppe werden ca. 60 Patienten operativ versorgt.

Nach klinischer und neurologischer Beurteilung erfolgt die radiologische Grundabklärung in der klassischen Form des Nativröntgenbildes in 2 Ebenen. Abhängig vom klinischen und neurologischen Zustandsbild und von der Frakturform erfolgt dann entweder eine computertomographische Kontrolle der betroffenen Wirbelsäulenregion oder die notfallmäßige gedeckte Reposition. Wir folgen hierbei den klassischen Böhler-Richtlinien, d.h. der gedeckten Reposition im Längszug und Anlage einer Liegeschale im ventralen Durchhang.

Wenn es das klinische und radiologische Zustandsbild des Patienten erlaubt, führen wir routinemäßig eine computertomographische Kontrolle nach gedeckter Reposition durch. Dieses auf den ersten Blick sicher aufwendige Abklärungsverfahren bietet sowohl in diagnostischer als auch in prognostischer Hinsicht bedeutende Vorteile: Einerseits läßt sich das Repositionsergebnis qualitativ als auch rein quantitativ sicher werten, andererseits lassen sich mit diesen Untersuchungen Frakturformen verifizieren, welche per primum eine schlechte bzw. gute Repositionsprognose im Hinblick auf protrusionierende Hinterkantenfragmente haben. Ebenso bietet diese doppelte computertomographische Untersuchung eine präoperative Entscheidungshilfe, ob eine intraoperative Revision und etwaige Entfernung von Knochenfragmenten aus dem Spinalkanal notwendig wird.

Prognostische Hinweise im Hinblick auf Hinterkantenfragmente in Abhängigkeit von der Frakturform

In der vorliegenden Studie konnten bei insgesamt 19 Patienten, bei welchen eine doppelte CT-Kontrolle durchgeführt wurde, relativ eindeutige Prognosen sowohl durch das Nativröntgenbild als auch von der 1. CT getroffen werden:

Frakturformen mit primär schlechter Repositionsprognose im Hinblick auf das Hinterkantenfragment

Große, trapezförmige Keile

Keile dieser anatomischen Form werden mit hoher Rasanz zum Zeitpunkt des Traumas nach dorsal in den Spinalkanal ausgetrieben; sie werden durch die medialen Kortikales der Bogenwurzeln wie in einer Zange gehalten und widersetzen sich dadurch einer gedeckten Reposition.

Trümmerfrakturen des Korpus, v.a. in Verbindung mit destruierter Deckplatte

Die oft zitierte Alleinverantwortlichkeit des Lig. longitudinale posterius quasi als „Repositionsmotor" im Rahmen der sog. Ligamentotaxis erscheint aufgrund der teilweise sehr zarten Ausbildung dieses Bandes einerseits und dessen dadurch bedingte Vulnerabilität andererseits, zweifelhaft. Vielmehr handelt es sich höchstwahrscheinlich um einen konbinierten Vorgang im Sinne eines Vakuumphänomens beim Längszug einerseits, und andererseits durch gesamten Zug an allen diskalen oder ligamentären Gebilden, darunter sicher auch des Lig. longitudinale posterius.

Liegt nun eine Trümmerfraktur des Korpus mit Destruktion der Deckplatte vor, so müssen diese sonst im Rahmen der gedeckten Reposition unmittelbar wirksam werdenden Zugstrukturen zerstört sein und können dadurch dieser Aufgabe zum Repositionszeitpunkt nicht mehr gerecht werden.

In sich frakturierte und luxierte Keile

In seltenen Fällen kann es im Rahmen des initialen Traumas nicht nur zum Ausbruch eines Hinterkantenfragmentes kommen, sondern zur Fraktur des Keiles selbst; dabei können sich isolierte Keilfragmente lösen und bar jeder knöchernen oder ligamentären Verbindung im Spinalkanal zu liegen kommen. In diesen eher seltenen Fällen ist eine gedeckte Reposition mit schlechter Prognose behaftet.

Frakturen mit guter Repositionsprognose im Hinblick auf das Hinterkantenfragment

Kleine Keile

Im Gegensatz zu den oben genannten Fällen lassen kleine Keile, welche nicht durch die beschriebene „zangenartige" anatomische Architektur der medialen Pedikelkortikales gefaßt werden, auf eine gute Repositionsprognose hoffen.

In sich frakturierte Keile

Dasselbe gilt durchaus auch für größere Keile, welche aber eine sagittale Längsfraktur aufweisen müssen. Diese in sich frakturierten Hinterwandfragmente sind offensichtlich noch in ligamentärer Verbindung zueinander und lassen sich i.allg. gut durch Längszug und ventralen Durchhang reponieren.

Diskussion

Aufgrund der uns heute zur Verfügung stehenden verfeinerten Röntgentechnik, insbesondere der Computertomographie, lassen sich die Repositionserfolge unmittelbar messen und bewerten sowie deren seit langem postulierte Mechanismen verstehen. Die computertomographische Kontrolle nach gedeckter Reposition bei Frakturen der unteren BWS, des thorakolumbalen Überganges und der LWS führt aber v.a. den

Sinn und die sichere Notwendigkeit der primären notfallmäßigen gedeckten Reposition unzweifelhaft vor Augen. Zudem lassen sich eben Frakturformen verifizieren, welche im Hinblick auf ein evtl. vorliegendes Hinterkantfragment einer gedeckten Reposition besonders zugänglich sind bzw. eine diesbezüglich schlechtere Prognose aufweisen. Davon ableiten lassen sich weitere Behandlungsrichtlinien, seien sie nun konservativer oder operativer Natur.

Literatur

1. Böhler L (1951) Die Technik der Knochenbruchbehandlung, 12., 13. Aufl. Maudrich, Wien

Möglichkeiten der intraoperativen Wirbelsäulensonographie

J. Degreif und K. Wenda

Klinik und Poliklinik für Unfallchirurgie, Universitätsklinikum Mainz, Langenbeckstr. 1, 55131 Mainz, Bundesrepublik Deutschland

Einleitung

Die Frage, ob stenosierende Wirbelkörperhinterkantenfragmente in jedem Falle korrekt reponiert werden müssen, wird derzeit noch kontrovers diskutiert.

Hier spielen eine eventuelle neurologische Symptomatik, das Ausmaß der Stenosierung und die Höhenlokalisation sicher eine wichtige Rolle. Unabhängig davon ist es jedoch unstreitig, daß in den meisten Fällen eine aktuelle intraoperative Information über die Situation im Spinalkanal wünschenswert ist. An bildgebenden Verfahren stand hierfür bisher nur der Röntgenbildverstärker mit seinen eingeschränkten Möglichkeiten zur Verfügung. Die Aussagekraft konnte nur durch Kontrastmittelgabe im Sinne einer intraoperativen Myelographie erhöht werden mit all den bekannten Nachteilen und Risiken, wie Kontrastmittelunverträglichkeit, Gefahr der Kontrastmittelarachnoitis [1, 2], Kontrastmittelextravasat und Möglichkeit der falsch-negativen Befunde [5].

Als Alternative bietet sich hier die intraoperative Sonographie an, deren Möglichkeiten von uns zunächst experimentell erprobt und standardisiert wurden [3, 4] und die seither in der Versorgung von Frakturen der thorakolumbalen Wirbelsäule regelmäßig eingesetzt wird. Der Schall wird hierbei in Höhe des verletzten Segmentes interlaminär appliziert, wobei je nach den anatomischen Verhältnissen das natürliche interlaminäre Fenster sparsam erweitert wird.

Es ist hierbei nicht notwendig, das Schallfenster auf die volle Größe des betreffenden Schallkopfes zu erweitern; vielmehr reicht es völlig aus, den Schallkopf unmittelbar auf das interlaminäre Fenster aufzusetzen, so daß dann der Kegel des Sektor-schallkopfes (7,5 mHz, mechanisch) den Spinalkanal hinreichend „ausleuchtet".

Klinische Anwendung

Das Verfahren wird seit Juni 1990 in der Klinik und Poliklinik für Unfallchirurgie der Johannes-Gutenberg-Universität Mainz in der Versorgung von thorakalen und lumbalen Wirbelfrakturen regelmäßig eingesetzt und kam bisher in 15 Fällen zur Anwendung. In allen Fällen konnte sowohl im sonographischen Querschnitt als auch im Längsschnitt der Wirbelkanal beurteilt werden. Sowohl der Bereich der nicht dislozierten, als auch der der dislozierten Hinterkantenfragmente konnte sicher identifiziert und in dem Ausmaß der Dislokation vermessen werden, wobei die Ergebnisse mit dem prä- bzw. postoperativen CT exakt übereinstimmten. Unter dem Einfluß der intraoperativen Sonographie werden die Wirbelfrakturen an der hiesigen Klinik mittlerweile nach folgendem Vorgehen versorgt:

Der Zugang erfolgt in typischer Weise von dorsal. Nach Darstellung der hinteren Bogenanteile wird zunächst über dem interlaminären Zugang geschallt, wobei je nach den individuellen anatomischen Gegebenheiten von den benachbarten Laminae einige Millimeter reseziert werden. Findet sich bei der intraoperativen Sonographie eine hinreichende Weite des Spinalkanals, so wird der AO-Fixateur wie üblich unter Distraktion und Kyphosekorrektur montiert und die Fraktur stabilisiert. Wird an der Hinterkante noch eine größere Stufenbildung mit Einengung des Spinalkanals festgestellt, so wird zunächst ebenfalls der Fixateur montiert und anschließend nach Distraktion und Kyphosekorrektur das Hinterkantenfragment direkt reponiert. Anschließend kann wiederum sonographisch der Erfolg des Repositionsmanövers unmittelbar kontrolliert und dokumentiert werden. Bei der anschließenden transpedikulären Spongiosaplastik kann es wiederum zur Verlagerung von Spongiosaanteilen bzw. Hinterkantenfragmenten in den Spinalkanal hinein kommen, so daß wir auch für dieses Manöver die sonographische Kontrolle empfehlen.

Zusammenfassung

Aus der Anwendung der intraoperativen Wirbelsäulensonographie ergibt sich also eine Reihe von Vorteilen:

1. Über ein kleines, nicht destabilisierendes interlaminäres Knochenfenster läßt sich der Spinalkanal intraoperativ sehr gut beurteilen, so daß in den Fällen, bei denen es durch indirekte Repositionsmanöver (Ligamentotaxis) zu einer hinreichenden Spinalkanalweite gekommen ist, auf weitere destabilisierende Maßnahmen völlig verzichtet werden kann.
2. Der Erfolg von direkten Repositionsmanövern an der Hinterkante kann unmittelbar überprüft werden.
3. Auch nach der transpedikulären Spongiosaplastik ist eine abschließende Kontrolle der Spinalkanalweite möglich.

94

Literatur

1. Benna B (1978) Spinal arachnoiditis. Spine 3:40
2. Burton BV (1978) Lumbosacral arachnoiditis. Spine 3:24
3. Degreif J, Wenda K, Ahlers J, Ritter G (1992) Experimentelle Erprobung der intraoperativen Wirbelsäulensonographie. Unfallchirurg 95:493–497
4. Degreif J, Wenda K, Ahlers J, Ritter G (1991) Die intraoperative Sonographie des Wirbelkanals – Experimentelle Standardisierung und erste klinische Erfahrungen. Chir Forum 1991:235
5. Russe O, Hahn M (1992) Aussagefähigkeit der intraoperativen Myelographie bei instabilen Brüchen der Brust- und Lendenwirbelsäule. Aesulcart, Budapest, S 70–73

Erlaubt die intraoperative Sonographie eine Kontrolle der Hinterwandreposition?

M. Schulte und W. Fleischmann

Abteilung für Unfallchirurgie, Hand-, Plastische- und Wiederherstellungschirurgie, Universitätsklinikum Ulm, Steinhövelstr. 9, 89075 Ulm, Bundesrepublik Deutschland

Die intraoperative Ultraschalluntersuchung des Spinalkanals (IOSS) wurde erstmalig 1982 von Dohrmann u. Rubin [1] bei Patienten mit Tumoren des Rückenmarks beschrieben. Dieselben Autoren [6] sowie Quencer u. Montalvo [4] gaben eine systematische Darstellung der Methode und erweiterten das Indikationsspektrum auf Wirbel- und Rückenmarkverletzungen. Anhand eines größeren Patientenkollektivs konnten Quencer et al. [5] die Konsequenzen aus der sonographischen Hinterkantendiagnostik für das operative Vorgehen bei der Versorgung mit Harrington-Stäben aufzeigen. Matsuzaki et al. [2] untersuchte pathologische Bewegungs- bzw. Durchblutungsmuster des Rückenmarks, Mirvis u. Geisler [3] konnten sonomorphologische Strukturalterationen des Myelons mit der Schwere der Verletzung korrelieren.

Von 1989–1991 haben wir bei 45 Patienten eine intraoperative spinale Sonographie durchgeführt. Das Kollektiv umfaßte 20 Patienten mit Wirbelfrakturen und 25 Tumorpatienten.

Von den Traumapatienten wurden ausschließlich diejenigen sonographisch untersucht, bei denen ein dorsaler Zugang zur Wirbelsäule mit Laminektomie indiziert war. Die Indikation zur Laminektomie ergab sich aus der Notwendigkeit einer Myelonrevision bzw. „Enttrümmerung" des Spinalkanals, wegen des damit verbundenen Stabilitätsverlustes sowie des zu erwartenden Postlaminektomiesyndroms, jedoch nie aus diagnostischen Gründen.

Als Schallfenster diente bei allen Patienten mit Wirbelfrakturen die Hemilaminektomie. Zur Untersuchung wurde ein Scanner (Siemens: Sonoline SL 1 bzw. Toshiba: SAL 38 B) jeweils mit Lineartransducer 7,5 MHz eingesetzt.

Die Methode bietet den Vorteil einer hohen Auflösung; im Unterschied zur segmental begrenzten transösophagealen bzw. transabdominellen Rückenmarksonographie ist der Spinalkanal über das verletzte Segment hinaus einsehbar. Stärkere Blutungen, etwa aus den epiduralen Venenplexus, schränken die Beurteilbarkeit ein.

Bei der Bewertung von sonographisch faßbaren Veränderungen müssen die physiologischen Kaliberschwankungen des Myelons im Bereich der Intumescentia cervicalis bzw. lumbalis und der strukturelle Unterschied zwischen dem fast echofreien Myelon und der echogenen Cauda equina berücksichtigt werden. Die sonographisch darstellbaren und diagnostisch relevanten Strukturen sind der Conus medullaris, der als doppelter Grenzflächenreflex erkennbare Zentralkanal, die subarachnoidalen Liquorräume, die Ligg. denticulata bzw. Nervenwurzeln und die knöcherne Begrenzung des Spinalkanals.

Es können direkte und indirekte Zeichen, die für eine Dislokation der Wirbelkörperhinterwand sprechen, unterschieden werden. Zu den direkten Zeichen gehören eine Stufenbildung im Kortikalisreflex der Hinterkante, intraspinale Reflexe mit Schallschatten sowie ein fehlendes Hinterkantenalignment in bezug auf die benachbarten Segmente. Die indirekten Zeichen betreffen Kaliber, Verlauf, Struktur und Durchblutung des Rückenmarks sowie die inneren und äußeren Liquorräume. Bei von uns untersuchten Patienten fanden wir als Folge einer Kompression durch dislozierte Hinterkantenfragmente Verdrängungen, Kaliberschwankungen und echogene Strukturalterationen des Myelons. Die subarachnoidalen Liquorräume waren entweder verschmälert oder wie der Zentralkanal gar nicht darstellbar. Im Time-motion-Mode zeigte sich häufig eine Signalabschwächung oder Aufhebung im Bereich der A. spinalis anterior bzw. der Aa. spinales posteriores als Zeichen einer Minderperfusion. Aufgrund der Kontrolle aller genannten Parameter nach Reposition konnten eine ausreichende Frakturreduktion sowie verbleibende Schäden im Bereich des Rückenmarks dokumentiert werden.

Die sonographische Beurteilung der Hinterwandreposition wurde postoperativ durch CT überprüft; es ergab sich dabei eine weitreichende Übereinstimmung. Fehlbeurteilungen betrafen das Ausmaß einer noch verbleibenden Hinterkantendislokation sowie das Wirbelkörperalignment. Falsch interpretiert wurde eine echogene Liquorraumveränderung – bedingt durch ein subarachnoidales Hämatom. Einzelne falschpositive Befunde ergaben sich bei der Bewertung der Myelondurchblutung.

Wir haben versucht, experimentell zu klären, welche Parameter Einfluß auf die sonographische Darstellbarkeit von Hinterkantendislokationen haben. Die Untersuchung erfolgte an einem Präparat von 3 Wirbelkörpern des thorakolumbalen Überganges; als Schallfenster diente eine Hemi- bzw. Laminektomie im mittleren Segment. Bezüglich der Schallausbreitung wurde ein Lineararray mit einem Sectorarray verglichen. Untersucht wurde in sagittalen und transversalen Schnittebenen. Mehrere Frakturlokalisationen – bezogen auf die Seite der Laminektomie – ipsilateraler, kontralateraler oder medianer Stufenbildung der Wirbelkörperhinterkante wurden simuliert. Als Vorlaufstrecke diente Ringer-Lösung bzw. Blut.

Die Fragestellung betraf die Erkennung sowie die Größenbeurteilung von Hinterkantenstufen und -fragmenten. Die Ergebnisse zeigen, daß die Sensitivität der Methode mit dem Ausmaß der Laminektomie, der Schallausbreitung und der Frakturlo kalisation korreliert. Bezüglich der Darstellung von Hinterkantenstufen ist der Sectorscan dem Parallelscan deutlich überlegen, am besten erkennbar ist die mediane Stufenbildung, gefolgt von der kontralateralen und der ipsilateralen. Keine Korrelation bezüglich der Sensitivität zeigten die Schnittebene und die Schallfrequenz. Die Präzision der Methode korreliert mit der Schallausbreitung, der Schnittebene, der Frakturlokalisation und der Schallfrequenz. Das Ausmaß einer Hinterkantendislokation ist im Parallelscan, in Transversalschnitten und mit hochauflösenden Systemen zuverlässiger beurteilbar. Bezüglich der Frakturlokalisation zeigt sich die gleiche Abhängigkeit wie bei der Sensitivität. Keine Korrelation hinsichtlich der Präzision zeigt das Ausmaß der Laminektomie. Aufgrund der getrennten Analyse von Schallfenster und verwendetem Transducer kann gezeigt werden, daß die Vergrößerung der Laminektomie die Sensitivität beim Parallelscan und die Präzision beim Sectorscan verbessert. Keinen Einfluß hat sie jedoch auf die Sensitivität beim Sectorscan und auf die Präzision beim Parallelscan.

Die intraoperative Sonographie des Spinalkanals erlaubt die Beurteilung der Hinterwandreposition, wobei die Methode hinsichtlich der indirekten Zeichen die höhere Sensitivität, bezüglich der direkten Zeichen die höhere Spezifität besitzt. Um iatrogene Folgeschäden möglichst gering zu halten, sollten keine extensiven Laminektomien erfolgen; bei einem kleinen Schallfenster ist der Sektorscan dem Parallelscan deutlich überlegen.

Literatur

1. Dohrmann GJ, Rubin JM (1982) Intraoperative ultrasound imaging of the spinal cord: syringomyelia, cysts, and tumors – a preliminiary report. Surg Neurol 18:395–399
2. Matsuzaki H, Tokuhashi Y, Wakabayashi K, Toriyama S (1992) Clinical values of intraoperative ultrasonography for spinal tumors. Spine 17/11:1392–1399
3. Mirvis SE, Geisler FH (1990) Intraoperative sonography of cervical spinal cord injury: results in 30 patients. AJNR 11:755–761
4. Quencer RM, Montalvo BM (1984) Normal intraoperative spinal sonography. ANJR 5:501–505
5. Quencer RM, Montalvo BM, Eismont FJ, Green BA (1985) Intraoperative spinal sonography in thoracic and lumbar fractures: Evaluation of Harrington Rod Instrumentation. AJNR 6:353–359
6. Rubin JM, Dohrmann GJ (1983) Work in progress. Intraoperative ultrasonography of the spine. Radiology 146:173–175

Die Reposition der Hinterkantenfragmente durch den ventralen Zugang – Indikation, Technik und Ergebnisse

D. Stoltze und J. Harms

Abteilung für Orthopädie-Traumatologie I-Paraplegiologie, Rehabilitationskrankenhaus Karlsbad-Langensteinbach, 76307 Karlsbad-Langensteinbach, Bundesrepublik Deutschland

Eine Vielzahl von Wirbelkörperfrakturen führt zur Verlegung des Spinalkanals durch Aussprengung von sog. Hinterwandfragmenten. Dieser Ausbruch ist immer Ausdruck einer Verletzung der mittleren Säule (3-Säulen-Theorie von Denis [3]) und findet sich immer bei *Berstungsbrüchen* des Wirbelkörpers, und zwar bei Kompressions-, Distraktions- und Rotationsverletzungen der Wirbelsäule, wenn man die Verletzungsklassifikation von Magerl, Harms und Gertzbein [6–9] zugrunde legt.

Diese Aussprengung führt immer zu einer graduell unterschiedlichen Einengung des Spinalkanals und kann dadurch eine Druckschädigung neuraler Strukturen hervorrufen. Daraus ergibt sich die Indikation zur operativen Beseitigung dieses Hinterwandfragmentes.

Man muß aber diese Fragmentaussprengung in Zusammenhang mit der eingetretenen traumatischen Deformierung der Wirbelsäule und des Grades der verletzungsbedingten Instabilität sehen. Das Risiko eines neurogenen Defizites durch Irritation des Rückenmarkes ist nicht nur abhängig vom Grad der Aussprengung des Hinterkantenfragmentes oder – bei kompletten Berstungsbrüchen – vom Dislokationsgrad der Wirbelkörperhinterwand, sondern kann zusätzlich potenziert werden durch eine Störung des Alignments des Spinalkanals, d.h. in der Mehrzahl durch den Grad der traumatischen Kyphosierung, seltener durch eine Abknickung der Spinalkanalachse in der Frontalebene (Rotationsfrakturen). Fortbestehende traumatische Spinalstenosen führen erfahrungsgemäß im thorakolumbalen Bereich und besonders im Bereich der Brustwirbelsäule in Folge der anatomischen Gegebenheiten in einem hohen Prozentsatz zu neurologischen Spätfolgen in Form von extra- und intraduralen Fibrosierungen, zu Zystenbildungen oder sog. posttraumatischen polyzystischen Myelodegenerationen (posttraumatische Syringomyelie).

Liegt eine Kompression neuraler Strukturen und insbesondere des Rückenmarkes vor, so sollte man bedenken, daß die direkte mechanische Kompression immer durch eine ischämische Komponente verstärkt wird, wobei sich die unfallbedingte arterielle Hypotonie mit Sauerstoffmangel und die kompressionsbedingte vaskuläre Ischämie unheilvoll verstärkend auswirken können [5].

Daraus ergibt sich die Forderung nach einer umfassenden Dekompression des Rückenmarkes, wenn eine entsprechende Fragmentdislokation in den Spinalkanal hinein zu einer Schädigung neuraler Strukturen führt. Die Dringlichkeit der Dekompression des Spinalkanals ist vom neurologischen Defizit abhängig, da der Zeitfaktor für eine mögliche nervale Regeneration von entscheidender Bedeutung ist.

Dekomprimierte Maßnahmen bei Wirbelsäulenverletzungen mit neurogenem Defizit

1. Intensiv-medizinische Maßnahmen:
   - Beseitigung einer arteriellen Hypotension (Schockbehandlung)
   - medikamentöse Dekompression (Nascis II) [2]
2. Operative Dekompression:
   - Anatomiegerechte Reposition (indirekte Dekompression),
   - Dekompression durch dorsale und dorsolaterale Resektionen (Laminektomie evtl. mit Gelenkresektionen),
   - Dekompression durch Exstiripation oder Reposition von Wirbelkörperhinterwandfragmenten von dorsalem Zugang (transspinal),
   - Dekompression durch Entfernung oder Reposition von Wirbelkörperhinterwandfragmenten durch eine anteriore Exposition der Wirbelsäule.

Dekompression durch anatomiegerechte Reposition (indirete Dekompression)

Es kann kein Zweifel daran bestehen, daß die anatomiegerechte Reposition sicherlich die beste und schonendste Dekompression des Spinalkanals darstellt, allerdings ist sie nicht in allen Fällen zu erreichen. Die Dekompression durch ein sog. Realignment des Spinalkanals ist bei Achsenabknickungen (z.B. kyphotische Fehlstellung), Luxationen und Translationen möglich. Bei bestimmten Distraktionsverletzungen (transdiskale Verletzung) muß immer daran gedacht werden, daß komprimierende Bandscheibenverlagerungen in den Spinalkanal vorliegen können. Bei der Reposition mit Realignment ist immer der Verletzungstyp (Klassifikation nach Magerl, Harms und Gertzbein [8, 9]) zu beachten, da nur bei biomechanisch-korrekter Anwendung der zur Verfügung stehenden Instrumentarien befriedigende Ergebnisse erzielt werden können. Bei falscher Anwendung ohne Berücksichtigung der Pathomechanik einer Verletzung droht, z.B. bei distrahierenden Maßnahmen während der Reposition bei Distraktionsverletzungen, die Gefahr einer Überdistraktion mit evtl. zusätzlicher Schädigung des Rückenmarkes. Liegt eine Wirbelsäulenverletzung in Verbindung mit einem Kompressions-Berstungsbruch des Wirbelkörpers vor, so kann auch hier durch anatomiegerechte Reposition mit Wiederherstellung der Form der Wirbelsäule in beiden Ebenen eine Dekompression des Spinalkanals erzielt werden [10, 11].

Dies geschieht durch den viel diskutierten und u.E. überstrapazierten Begriff der indirekten Reposition durch sog. Ligamentotaxis.

Diskutiert wird auch immer wieder bei inkompletten spinalen Dekompressionen ein mögliches spontanes Remodelling des Spinalkanals durch spontane Fragmentresorptionen mit Glättung des Spinalkanals. Nach unseren Erfahrungen, v.a. im Rahmen von sekundären Rekonstruktionen nach Wirbelsäulenverletzungen, kommt es zu einer sog. Remodellierung der Spinalkanalwand, dies jedoch häufig in Form einer mehr oder minder starken Spinalkanalstenose. Diese erlangt häufig schon bei mäßiggradiger Enge klinisch-neurologische Relevanz durch eine evtl. fortbestehende posttraumatische Deformität.

Reposition durch eine anteriore Dekompression

Die Indikation zu einer anterioren Exposition des verletzten Wirbelsäulensegmentes ist grundsätzlich dann gegeben, wenn durch die oben genannten Techniken der indirekten Dekompression durch Reposition kein Erfolg erzielt wurde oder wenn nach dem röntgenmorphologischen Erscheinungsbild keine Resposition zu erwarten ist. In bezug auf den Verletzungstyp sei nochmals daran erinnert, daß bei vorwiegend transdiskal verlaufenden Distraktionsverletzungen auch nach in den Spinalkanal verlagerten Bandscheibenanteilen zu fahnden ist, die z.B. häufig im Bereich der Halswirbelsäule zu finden sind.

Eine direkte Entfernung oder Reposition eines Wirbelkörperhinterwandfragmentes vom dorsalen Zugang, also transspinal, ist u.E. ohne zusätzliche neurologische Gefährdung nur lumbal unterhalb der Cauda equina diskutabel. Allerdings ist in Abhängigkeit von der Destruktion der Wirbelkörperhinterwand eine mehr oder minder ausgedehnte Eröffnung des Spinalkanals von dorsal notwendig. Darin sehen wir bei Kompressionsverletzungen analog Typ A einen großen Nachteil, da intakte stabilisierende ossäre und ligamentäre Strukturen gechädigt und zusätzlich mehr oder minder ausgedehnte Verwachsungen provoziert werden. Indiziert und hilfreich kann dieses Vorgehen bei Torsionsverletzungen (Typ C) und z.T. bei Distraktionsverletzungen (Typ B) sein, da ohnehin häufig Zerstörungen der dorsalen Strukturen mit intraspinalen Fragmentverlagerungen bestehen, die nicht selten mit Duraverletzungen kombiniert sind.

Wir glauben, daß bei sicherer Beherrschung aller Wirbelsäulenzugänge die Indikation für die ventrale Dekompression weit gestellt werden kann. Die Wirbelkörperfrakturen mit Hinterwandzerstörung erfordern eine Wiederherstellung der Kompressionsbelastbarkeit der vorderen Säule (Wirbelkörper- und Bandscheibenraum) durch abstützende Maßnahmen (autologe kortikospongiöse Knochenplastik).

Nur auf diesem Weg kann die „load-sharing-construction" der normalen Wirbelsäulenarchitektur und -biomechanik wieder hergestellt werden. So erscheint es logisch, diese Maßnahmen mit einer schonenden und sicheren Dekompression durch die Entfernung der ventral in den Spinalkanal verlagerten Fragmente zu kombinieren.

Nach anteriorer Exposition der Wirbelsäule läßt sich durch segmentale Aufspreizung in der Regel nach Ausräumung der geschädigten Bandscheibe das Hinterwandfragment mühelos darstellen. Befundabhängig erfolgt die Exstirpation unter visueller Kontrolle. Es resultiert eine nur geringe zusätzliche Traumatisierung der mittleren Säule und es werden damit wesentliche intraspinale Verwachsungen im Sinne einer posttraumatischen Arachnopathie vermieden, zumal das dorsale Ligament nicht durchtrennt werden muß.

Der ventrale Zugang gestattet somit eine schonende und sichere Dekompression und gleichzeitig die Beseitigung der traumatischen Deformität durch ventrale Aufrichtung. Außerdem wird so die sofortige ventrale Spanabstützung mit Wiederherstellung einer druckfesten vorderen Säule als Voraussetzung für eine dorsale Kompressionsspondylodese zur Realisierung der Optimalforderung einer biomechanisch-funktionsgerechten Rekonstruktion der Wirbelsäulenverletzung erreicht. Ist eine ausgedehntere Resektion, z.B. eine inkomplette Korporektomie bei Kompressions-Berstungsbrüchen notwendig, so kann die Sicherung der Druckbelastungsstabilität durch eine zusätzliche Instrumentation erfolgen.

Bei einer Vielzahl von schwereren Verletzungen, wie den Distraktionsverletzungen mit transossären Zerstörungen der dorsalen Säule, ist zumindest temporär von dorsal eine bisegmentale instrumentelle Stabilisation notwendig. Bei Rekonstruktion der vorderen Säule durch einen ventralen Zugang können z.b. intraoperativ diskographisch Verletzungen der benachbarten Bandscheiben ausgeschlossen werden und danach kann die monosegmentale Fusion erfolgen. Nach knöcherner Stabilisation des verletzten Segmentes kann dann die dorsale instrumentelle Retention des unverletzten Segmentes rückgängig gemacht werden. Diese Kürzung der dorsalen Instrumentation ist in der Regel nach 2–3 Monaten möglich, ohne daß mit einem Korrekturverlust gerechnet werden muß. Dies bedeutet einen weiteren Vorteil im Sinne der funtionell so wichtigen segmentsparenden Verletzungsbehandlung.

Die Arbeiten von Donk et al. [4] sowie von Been [1] konnten eindrucksvoll nachweisen, daß bei der kombinierten ventrodorsalen Fusion bzw. Stabilisation der Korrekturverlust im fusionierten Wirbelsegment weniger als 2° beträgt. Damit ist diese kombinierte Methode anderen Techniken deutlich überlegen.

Als Nachteil der ventralen Dekompressionstechnik ist natürlich die Größe eines kombinierten vorderen und hinteren Vorgehens als sog. „major surgery" zu diskutieren.

Wir sind jedoch sicher – die Beherrschung aller Zugangswege zur Wirbelsäule vorausgesetzt –, daß die Vorteile überwiegen. Die ventrale Exposition der Wirbelsäule stellt einen schonenden Zugang mit geringem Blutverlust dar und die Zerstörung wichtiger Muskelgruppen kann vermieden werden. Es werden keine ausgedehnten und zeitaufwendigen dorsalen Maßnahmen mit zusätzlicher Schädigung der hinteren Säule notwendig und der Zugang gewährleistet insgesamt eine Rekonstruktion der Wirbelsäule entsprechend den biomechanischen und biofunktionellen Grundprinzipien der Wirbelsäule.

Zusammenfassung

Nach unserer Meinung, die sich auf die Architektur und Funktion der Wirbelsäule stützt, ist bei den meisten Frakturformen mit Ausnahme einiger Formen von Distraktionsverletzungen ein kombinierter Zugang sinnvoll. Gleichzeitig kann bei diesem Vorgehen eine schonende und sichere Dekompression des Spinalkanals bei Wirbelkörperhinterwanddislokationen von ventral erzielt werden. Durch das kombinierte Vorgehen mit Wiederherstellung einer druckbelastungsfähigen vorderen und mittleren Säule und einer zugbelastungsfähigen hinteren Gliederkette, entsprechend der Biomechanik der normalen Wirbelsäule, ist es in etwa 60% der Verletzungen möglich, eine monosegmentale Fusion im Sinne der Funktionserhaltung zu erzielen und gleichzeitig mit hoher Sicherheit sekundäre Korrekturverluste zu vermeiden. In diesem Zusammenhang stellt die ventrale Hinterwandfragmententfernung einen relativ kleinen, jedoch äußerst effektiven und sicheren Zusatzeingriff im Rahmen der Frakturbehandlung der Wirbelsäule dar.

Literatur

1. Been HD (1991) Anterior decompression and stabilisation of thoraco-lumbar burst-fractures using the Slot-Zielke-Devive. Acta Orthop Belg 57 [Suppl 1]:144–161
2. Bracken MB, Shepard MJ, Collins WF et al. (1990) A randomzied controlled trial of megathylprednisolone or nalaxone in the treatment of acute spinal cord injury. Results of the Second National Acute Spinal Cord Injury Study. N Engl J Med 322:1405
3. Denis F (1983) The three column spine and its significance in the classification of acute thoraco-lumbar spine injuries. Spine 8:817–831
4. Donk R, Harms J, Hack HP, Zielke K (1988) Operative Korrektur posttraumatischer Kyphosen. In: Schlegel KF, Jahn K (Hrsg) Jahrbuch der Orthopädie 1988. Regensberg & Biermann, Münster, S 113–120
5. Garfin StR, Cohen MS, Massie JB, Abitbol JJ, Swenson MR, Myers RR, Rydevik BL (1990) Nerve-roots of the cauda equina. The effect of hypotension and acute graded compression on function. J Bone Joint Surg [Am] 72:1185–1192
6. Gertzbein St, Court Brown CM (1988) Flexion/Distraction injuries of the lumbar spine. Mechanism of injuries and classification. CORD 227:52–60
7. Harms J (1987) Klassifikation der BWS- und LWS-Frakturen. Fortschr Med 105:545–548
8. Stoltze D (1991) Klassifikation und spezielle Therapie von Wirbelfrakturen. In: Fuchs GA (Hrsg) Die instabile Wirbelsäule. Thieme, Stuttgart New York
9. Stoltze D, Harms J, Nanassy A (1992) Wertigkeit der Stabilität bei der Indikation zur operativen Behandlung von Verletzungen der Brust- und Lendenwirbelsäule. In: Zäch GA (Hrsg) Rehabilitation. Springer, Berlin Heidelberg New York Tokyo
10. Wörsdörfer O, Becker U, Arand M (1988) Komplikationen und Fehlermöglichkeiten bei der Stabilisierung der Wirbelsäule mit dem Fixateur interne. 74. Tagg. der DGOT in Saarbrücken 16.–20.9.1988
11. Feil J, Wörsdorfer O (1992 Komplikationen bei der operativen Versorgung von Wirbelsäulenverletzungen. Langenbecks Arch Chir Suppl 303–310

Sachverzeichnis

Druck: Druckhaus Beltz, Hemsbach
Verarbeitung: Buchbinderei Schäffer, Grünstadt

Springer-Verlag und Umwelt

Als internationaler wissenschaftlicher Verlag sind wir uns unserer besonderen Verpflichtung der Umwelt gegenüber bewußt und beziehen umweltorientierte Grundsätze in Unternehmensentscheidungen mit ein.

Von unseren Geschäftspartnern (Druckereien, Papierfabriken, Verpackungsherstellern usw.) verlangen wir, daß sie sowohl beim Herstellungsprozeß selbst als auch beim Einsatz der zur Verwendung kommenden Materialien ökologische Gesichtspunkte berücksichtigen.

Das für dieses Buch verwendete Papier ist aus chlorfrei bzw. chlorarm hergestelltem Zellstoff gefertigt und im pH-Wert neutral.